Reichel Verlag

Shelley A. Kaehr, Ph. D.

Das Gen-Gedächtnis neu schreiben

Heilung durch Rückführungen

Übersetzt von Johanna Ellsworth

Llewellyn Publication
Woodbury, MN 55125-2989 USA www.llewellyn.com
Heal your Ancestors to heal Your Life

93055 Regensburg
E-Mail: info@reichel-verlag.de
www.reichel-verlag.de

Cover-Gestaltung: Christian Wolf

Coverbild © Christos Georghiou - 123rf.com
© aboard - 123rf.com

Haftungsausschluss

Dieses Buch stellt keinen Ersatz für die Beratung eines qualifizierten Facharztes oder Psychologen dar. Der Leser sollte bei Gesundheitsfragen – und insbesondere Symptomen, die eine Diagnose oder medizinische Behandlung erforderlich machen – regelmäßig einen Arzt oder Psychologen aufsuchen. Der Inhalt dieses Buches bezieht sich auf Themen der Erziehung, Medizin und Psychologie. Somit bestätigen Sie durch die Nutzung des Buches, dass Sie diesen Haftungsausschluss anerkennen.

Namen und identifizierende Einzelheiten wurden geändert, um die Privatsphäre der erwähnten Personen zu wahren.

ISBN 978-3-946959-89-2

Inhalt

Liste der Übungen

Danksagung

Wie bei all meinen Buchtiteln, die bei Llewellyn erschienen sind, schulde ich meiner guten Freundin und Mentorin Angela Wix meinen Dank. Ohne ihre Führung würde es dieses Buch und meine beiden anderen Titel, *Meet Your Karma* und *Past Lives with Pets*, die von Llewellyn herausgegeben wurden, gar nicht geben. Ich danke dir! Bill Krause, Terry Lohmann, Kat Neff, Anna Levine, Lauryn Heineman, Andy Belmas, Shannon McKuhen, Sami Sherratt, Jake-Ryan Kent, Alisha Bjorklund, Lynne Menturweck, Patti Frazee, Kevin Brown, Donna Burch-Brown, Annie Burdick, Leah Madsen, Sammy Peterson und die restlichen Teammitglieder von Llewellyn: Ich danke euch allen von ganzem Herzen für eure Hilfe und Unterstützung bei diesen und meinen anderen Llewellyn-Titeln. Meine Familie und Freunde: Ein simples Dankeschön reicht nicht, um meine Dankbarkeit für eure jahrelange liebevolle Unterstützung und euren Glauben an meine Schreibpassion zum Ausdruck zu bringen. Mein besonderer Dank geht an Jim Merideth, Pat Moon und Paula Wagner. Und ganz besonders möchte ich mich bei meinen Klienten und Schülern bedanken, die es mir vertrauensvoll ermöglicht haben, sie über die Jahre an einige ziemlich ungewöhnliche Orte zu führen. Ich bin dankbar für die Chance, ihnen zu dienen, und staune über den Mut und die Ausdauer, die Menschen aufweisen, wenn sie sich zu den unbekannten Anteilen ihrer Seele aufmachen, um zu heilen. Ihr seid alle meine Helden! Namaste!

Einleitung

D*as Gen-Gedächtnis neu schreiben* entstand über die Jahre als Nebenprodukt von unzähligen Sessions, die ich in den letzten zwanzig Jahren geleitet habe. Ich glaube an frühere Leben und an die Vorstellung, dass unsere Seele über Tausende von Jahren viele Wiedergeburten durchlebt. Als ich in der Kindheit zum ersten Mal von solchen Vorstellungen gehört hatte und selbst in frühere Leben zurückgegangen war, um viele meiner persönlichen Probleme zu lösen, begann ich mit professionellen Rückführungen in frühere Leben für andere Leute, nachdem ich 2001 den Doktortitel in den parapsychologischen Wissenschaften erworben hatte. Ich promovierte in Energiemedizin und begann damit, eine einzigartige Methode zu entwickeln, bei der Hypnotherapie angewendet wird, um Klienten in frühere Erlebnisse zurückzuführen, während Erinnerungen auf einer holografischen Ebene angesprochen werden. Wie ich feststellte, sind Gedanken Dinge, und wenn man auf der energetischen Ebene Erinnerungen verarbeitet, wird eine dauerhafte Veränderung erreicht. Ich bin absolut sicher, dass mein Prozess *meistens* funktioniert. Das weiß ich, weil ich diese Prozesse zuerst selbst durchlaufen habe.

Vor vielen Jahren wurde mir während einer Regression bewusst, dass ich den falschen Weg in die Vergangenheit genommen hatte und plötzlich beobachtete, wie eine meiner Vorfahrinnen von einem Elternteil ausgeschimpft wurde. Ich schickte allen Beteiligten Heilung und stellte fest, dass sich mein eigener Alltag leichter, heller und friedlicher anfühlte. Wie jeden einzelnen Prozess, den ich heute lehre, empfand ich diese Erfahrung als so positiv, dass ich einen ähnlichen Prozess bei Klienten anwandte, wenn die Situation es erforderte.

Leider funktionieren meine Standardtechniken – wie alle Methoden – nicht bei jedem Menschen, dem ich begegne. In diesem Buch erfahren Sie mehr über eine Methode, die ich anwende, um bestimmten Klienten zu helfen, die sich einer anderen Art von Herausforderung stellen müssen – einer Herausforderung, die ihren Ursprung weit hinter ihnen und ihrer eigenen Seelenreise zu haben scheint.

Der Schlüssel zu einer erfolgreichen Rückführung in ein früheres Leben ist, den wahren Ursprung problematischer Ereignisse in der Vergangenheit zu finden, egal, ob es sich um Ereignisse in Ihrem jetzigen Leben handelt oder um Ereignisse, die vor mehreren tausend Jahren stattfanden. Manchmal spüre ich tief im Inneren, dass die beschriebenen Ereignisse einem anderen zugestoßen sind.

In den seltenen Fällen, in denen das passierte, forderte ich meine Klienten auf, an bestimmte Verwandte zu denken, um die Familie zu fragen, ob sie als Einheit Heilung brauchte. Wenn ich Klienten aufforderte, in ein früheres Leben zurückzukehrenstellten sie mitunter fest, dass sie aus Versehen in einem Ereignis gelandet waren, das ein Vorfahre oder enger Verwandter erlebt hatte. Dann bedarf es einer generationenübergreifenden Heilung.

Wir Menschen teilen nicht nur einen Planeten, sondern auch die kollektive Erfahrung, am Leben zu sein. Wir sind nicht nur mit allen anderen Menschen auf der Erde verbunden, sondern haben auch ein ganz enges Band zu unseren Familien – mehr als Sie sich vorstellen können. Haben Sie sich schon mal gefragt, was genau Sie mit Ihren Vorfahren verbindet – Ihren Großeltern, Cousinen und fernen Vorfahren, die Hunderte oder gar Tausende von Jahren vor Ihnen gelebt haben?

Wenn es Ihnen wie mir geht, dann machen Sie sich im Alltag kaum Gedanken über die Mühen und Plagen, die Triumphe und Tragödien, die Ihre Vorfahren durchlebt haben, damit Sie jetzt hier sitzen und dieses Buch lesen. Tatsächlich denken die meisten Leute nicht weiter darüber danach, doch genau das sollten wir tun. Das, womit unsere Vorfahren zu kämpfen hatten – ob im Krieg oder auch nur in ihrem Leben –, hat uns geholfen, die zu werden, die wir heute sind. Daher sollten wir uns im Alltag näher damit beschäftigen. Wenn Sie die folgenden Geschichten gelesen haben, werden Sie wie ich anders darüber denken und ein höheres Verständnis für die simple Tatsache erlangen, dass Sie die lebende, atmende Erweiterung eines jeden Mitglieds Ihres gesamten Stammbaums sind, das vor Ihnen gelebt hat.

Was wäre, wenn die positiven Eigenschaften – wie auch die körperlichen, geistigen, psychischen und sogar spirituellen Probleme -, die Sie geerbt haben, sich besser verstehen, erklären und heilen ließen? Und was wäre, wenn Sie die Chance bekämen, nicht nur das Leid der Vorfahren zu lindern, die Kriege, Hungersnöte, Krankheiten und

Ähnliches erlitten, sondern auch das reine Licht der liebevollen Güte auf zukünftige Generationen, die erst noch in die materielle Welt hineingeboren werden, zu übertragen? Würden Sie dazu beitragen, wenn Sie es könnten? Im dritten Teil dieses Buches erhalten Sie die Anleitung zu jeder Menge hilfreicher Prozesse, mit Hilfe derer Sie genau *das* tun können.

Ich hoffe, *Das Gen-Gedächtnis neu schreiben* wird Ihnen eine neue Sicht auf die Welt und Ihr Umfeld vermitteln. Und vor allem hoffe ich, dieses Buch gibt Ihnen die Techniken an die Hand, die Sie anwenden können, um Ihre Nächsten seelisch so aufzubauen, dass Sie alle ein glückliches, fröhliches und sinnvolles Leben führen können.

Teil 1

Überblick über die genealogische Rückführung

Die typische Rückführung in ein früheres Leben beginnt mit der Erklärung des Klienten, warum er mich aufgesucht hat. Manche kommen aus Neugier zu mir; sie wollen herausfinden, wer sie früher waren. Andere wiederum haben tief sitzende Probleme, die sie heilen und loswerden wollen. Die Sitzung basiert auf der Annahme, dass der Ursprung ihrer Angst tief in der Vorgeschichte ihrer früheren Leben verwurzelt ist. Meistens stimmt das auch, doch gelegentlich bedarf es einer anderen Art der tiefen inneren Arbeit, um unterschiedliche Lebensprobleme zu lösen.

Die Vorgeschichten in *Das Gen-Gedächtnis neu schreiben* lesen sich ganz anders als die in meinen anderen Büchern. Statt frühere Leben aufzusuchen, heilen sie Erlebnisse ihrer Vorfahren. Indem die Klienten ihnen durch den Stammbaum heilendes Licht sendeten, verbesserten sie nicht nur ihr eigenes Wohlbefinden, sondern auch das Leben und zukünftige Glück all ihrer Verwandten.

In diesem Abschnitt untersuchen wir die Unterschiede zwischen diesen beiden Gebieten, um Sie darauf vorzubereiten, später im Buch selbst auf Reisen zu gehen.

Kapitel 1

Vergleich zwischen der Rückführung in ein früheres Leben und der genealogischen Rückführung

Die meisten Menschen wenden die Rückführung an, um Probleme in den wichtigsten Lebensbereichen – Beziehungen, Krankheiten oder finanzielle Sorgen – zu lösen oder um ihren höheren Lebenssinn und den Grund für ihr irdisches Dasein zu finden. Unter Anwendung von geführter Vorstellungskraft und Hypnose bitte ich meine Klienten, zu dem ursprünglichen Ereignis zurückzukehren, bei dem bestimmte Probleme entstanden sind – unabhängig davon, ob das Ereignis in ihrem jetzigen Leben oder in der fernen Vergangenheit vor ihrer Geburt stattgefunden hat. Wenn ich mich davon überzeugt habe, dass der Klient zu diesem ursprünglichen Ereignis tatsächlich vorgedrungen ist und alle wichtigen Informationen hochgekommen sind, bitte ich ihn, mir zu sagen, was er daraus gelernt hat und weshalb die Situation für sein jetziges Leben von Bedeutung ist.

Daraufhin lässt der Klient alle Energie los, die ihm nicht länger nützlich ist. Dafür wendet er verschiedene Prozesse an, die Sie später im Buch selbst ausprobieren können. Wenn die Informationen positiv sind, fordere ich den Klienten auf, darüber zu sprechen, wie er diese neuen Informationen in den Alltag einbringen kann, um aus seinem jetzigen Leben eine positive Erfahrung zu machen. Wenn sie nicht positiv sind, bitte ich ihn, zu beschließen, den ungewollten Zustand zu überwinden und mit neuem Wissen und Verständnis weiterzugehen.

Rückführungen helfen Menschen, ein höheres Verständnis dafür zu erlangen, dass wir alle eine Seelenaufgabe haben, die sich identifizieren lässt, indem wir die Muster aufdecken, die sich in allen früheren Leben unserer Seele finden lassen. Sobald wir diese Muster identifiziert haben, lässt sich auch die Aufgabe einer Seele identifizieren. Wir sind nicht immer allzu kreativ, wenn es um unsere Seelenaufgaben geht. Oft sind sie ganz einfach – wir sollen lernen zu lieben, zu vergeben, anderen zu helfen. Klienten können diese bestimmten Aufgaben leicht herausfinden und beenden häufig ihre Sitzung mit dem Gefühl, tatsächlich das zu tun, was sie in dieser Lebenszeit tun sollen. Manchmal finden Klienten eine Bestätigung ihrer Seelenaufgabe, indem sie sich an frühere Ereignisse in ihrem jetzigen Leben erinnern. Ich helfe ihnen zu erkennen, dass die Probleme, mit denen sie in ihrer gegenwärtigen Existenz zu kämpfen hatten, häufig ihrer Seelenaufgabe entsprechen. Die Menschen finden in der Tatsache Trost, dass alles aus einem bestimmten Grund geschieht – auch wenn die Dinge nicht so laufen, wie sie es gerne hätten. Durch die Rückführung in ein früheres Leben können sie direkt erkennen, dass sie, was das Universum angeht, auf der richtigen Spur sind.

Schlummernde Talente und Seelengaben lassen sich auch während der Rückführung in ein früheres Leben aufdecken. Was wäre, wenn Sie vor Hunderten von Jahren ein genialer Geigenspieler in Österreich gewesen wären, es aber völlig vergessen hätten? Man kann solche Erinnerungen wieder lebendig machen und diese Begabungen ins heutige Leben übertragen.

Auch bei Herausforderungen können Rückführungen aufschlussreich sein und dem Menschen helfen, zu dem ursprünglichen Erlebnis zurückzukehren, das energetische Muster enthält, die durch die Vergangenheit hindurchgedrungen sind und Krankheiten oder psychische Narben hinterlassen haben, welche tiefer sind als alles, was dem Klienten in seinem jetzigen Leben widerfahren ist. Heilung und Verwandlung können aus der Perspektive eines früheren Ereignisses erfolgen, und diese Erleichterung kann durch die Vergangenheit vordringen, um mehr Ruhe und Frieden ins Hier und Jetzt zu bringen.

Andere Klienten wiederum gehen zurück, um noch mehr Einzelheiten über Verbindungen zu Menschen, die sie in diesem und anderen Leben gekannt haben, zu erfahren. Häufig offenbaren die Details die Tiefen, in die wir bereit sind hinabzusteigen, um etwas für andere Menschen zu tun, die wir lieben – egal ob wir eine Schuld wiedergutmachen oder weil wir für Dinge, die vor langer Zeit passiert sind, unsere bedingungslose Loyalität beweisen wollen.

Rückführungen in frühere Leben sind eine faszinierende Methode, mit der sich die persönliche Veränderung erreichen lässt. Das weiß ich, weil sie mir half, meine eigene Trauer umzuwandeln und ein höheres

Verständnis meiner selbst zu erlangen, das ich mit keiner anderen Technik erreicht habe. Und glauben Sie mir: Damals habe ich so ziemlich alles versucht. Nach zwanzig Jahren Erfahrung in diesem ungewöhnlichen Beruf bin ich immer noch hundertprozentig davon überzeugt, dass es keine Grenzen gibt, was die Informationen und Einblicke betrifft, die man während einer Rückführung in ein früheres Leben gewinnen kann. Der wichtigste Grund für eine Rückführung in ein früheres Leben ist, Ihr jetziges Leben glücklicher zu machen.

Was ist, wenn etwas einen Einfluss auf Ihr Leben hatte, was über Ihre eigene Seelenreise hinausgeht? Mitunter schien es so, als würden die von mir angewandten Methoden bei Fällen, die ich für ungewöhnlich schwierig hielt, das ursprüngliche Ereignis nicht völlig aufdecken. Wie ich festgestellt habe, geht es bei der Seele noch um viel mehr als nur darum, in unsere eigenen früheren Leben einzutauchen.

Die meisten Leute, die sich für eine Rückführung in ein früheres Leben entscheiden, erwähnen einen Konflikt oder ein Problem mit einem Familienmitglied, selbst wenn dies nicht der Hauptgrund für die Rückführung ist. Gewöhnlich geben die Klienten entweder einen aktuellen Zwiespalt an oder ein früheres Ereignis in ihrem jetzigen Leben, bei dem etwas Unverzeihliches geschehen ist, das sie noch nicht überwunden haben. Bei Problemen dieser Art dreht es sich meistens um die Menschen, die uns nahestehen, und das sind entweder die Eltern oder ein Geschwisterteil. Wenn Klienten Probleme mit ihrer Familie erwähnen, gehe ich selbst in diesen Fällen davon aus, dass ich sie in ihr eigenes früheres Leben führen und das wahre Schlüsselereignis ihrer Probleme herausfinden werde. Dann arbeiten wir damit. Meistens wird das Problem durch diesen Prozess völlig gelöst. Manchmal auch nicht. Hier setzt das Buch an.

Wie ich festgestellt habe, hat jedes einzelne Detail, das ein Klient mir während unseres Erstgesprächs erzählt, irgendeinen Bezug, auch wenn die Verbindung anfangs noch nicht deutlich wird. Sobald jemand ein Familienmitglied erwähnt, kann ich ihn gewöhnlich in ein früheres Leben zurückführen, in dem er diese Seele kannte, und ihm helfen, das Muster aufzudecken, das sich immer wieder in verschiedenen Leben abgespielt hat. Dadurch gewinnt er Einsichten und erreicht Heilung. Normalerweise stellen Klienten fest, dass ihre Seele diese Leute immer wieder in mehreren Leben auswählt, um ihnen zu helfen, Dinge zu lernen und die Weiterentwicklung der Seele voranzutreiben.

Wenn Ihre Seelenaufgabe zum Beispiel ist, zu lernen zu verzeihen, dann raten Sie mal? Dann waren ganz bestimmte Seelen so freundlich (ja, »so freundlich«!), herzukommen und gewisse unverzeihliche Dinge zu tun, damit Ihre Seele wachsen und lernen kann, ihnen trotzdem zu verzeihen. Egal ob es darum geht, das Unverzeihliche zu verzeihen oder zu lieben, ohne geliebt zu werden – es entsteht gewöhnlich eine gegensätzliche Dynamik, die für die heilende Person eine Riesenchance auf Weiterentwicklung darstellt.

Leider gehen solche Lernprozesse häufig mit schmerzhaften Erfahrungen einher, doch am Ende zahlen sie sich in puncto Wachstum aus. Sobald Klienten der Nutzen der Lernprozesse für die Weiterentwicklung ihrer Seele bewusstwird und sie verzeihen und einen höheren Sinn im Erlebten finden können, findet eine tiefgehende Heilung statt.

Das ist eine der Gemeinsamkeiten, die anscheinend alle Menschen teilen – meistens lernen wir eher durch Leid als durch Freude. Ich bin zwar nicht sicher, warum das so ist, doch es ist Tatsache. Wenn Sie sich am Strand sonnen, lernen Sie nicht so viel, als wenn Ihnen etwas wehtut. Ich wünschte, es wäre nicht so, und ich weiß, dass wir unsere Denkweise ändern könnten, doch meistens lernen wir hier auf Erden auf diese Weise. Und wer eignet sich besser dafür, uns bei den härtesten Lektionen des Lebens zu helfen, als unsere Familie?

Seelische Lehren durch unseren Familienclan

Warum ist unsere Familie so schwierig? Ich zweifle nicht daran, dass wir immer wieder mit denselben Personen sozusagen um den Block ziehen, bis wir unsere Lektionen gelernt haben, verzeihen und innerlich weiterkommen. Wir suchen uns unsere Erfahrungen aus, bevor wir in unser jetziges Leben geboren werden. Wahrscheinlich fragen Sie sich jetzt wie die meisten Leute: »Warum um alles in der Welt sollte ich mir so was aussuchen?« Gute Frage!

Wir können uns nicht mehr bewusst an all das Wissen erinnern, das wir uns in früheren Leben angeeignet haben, aber wir haben uns vor unserer Geburt ausgesucht, was wir tun werden. Diese Dinge werden zu unseren Lernprozessen und helfen unserer Seele, sich weiterzuentwickeln. *Es gibt keine Zufälle.* Es ergibt Sinn, dass die Menschen, die Sie zur Welt gebracht haben – Ihre Eltern – hier auf der Erde bei Ihnen sind, denn sie wissen genau, wie sie Reaktionen in Ihnen hervorrufen – das heißt, Ihnen etwas beibringen – können. Wenn Sie eine höhere Ebene erreichen und Heilung und Vergebung finden, schlagen Sie eine positive Richtung auf dem Weg der seelischen Weiterentwicklung ein.

Wenn Sie sich bewusst dazu entschließen, sich selbst zu heilen, helfen Sie dadurch nicht nur Ihren Vorfahren, sondern auch zukünftige Generationen Ihrer Familie werden davon profitieren. Würden mehr Leute auf der Erde dies kollektiv begreifen und allen Lebewesen Licht und Heilung schicken – egal, ob sie mit uns verwandt sind oder nicht –, dann könnten wir als Spezies eine ungeahnte spirituelle Evolution erreichen. Heilen Sie sich und Ihre Familie und verändern Sie dadurch die ganze Welt!

Genealogische Rückführungen

Im Abschnitt Vorstellungskraft lernen Sie unter Anleitung, wie Sie Ereignisse, die nicht Sie persönlich erlebt haben, sondern einer Ihrer Verwandten, abheilen können. Bei den Reisen lauschen Sie in gewisser Weise durch ein Zeitfenster in die Vergangenheit. Wie ein spiritueller Zeitreisender werden Sie in die Vergangenheit aufbrechen und Erlebnisse, von denen Ihre Ahnen gesunden müssen, näher untersuchen. Sie werden lernen, wie Sie Ihren Vorfahren das Licht des Verstehens schicken und Wunder in Ihrem Leben wahr werden lassen. Viele Leute, die auf solche Reisen gehen, kommen mit einem tieferen Verständnis für die vielen Herausforderungen, denen sich Menschen in früheren Zeiten stellen mussten, daraus hervor.

Die Einführung von Websites wie Ancestry.com und mehreren erschwinglichen DNS-Testdiensten, die man per Mail bestellen kann, haben die Ahnenforschung leichter und für mehr Menschen zugänglich gemacht. Daher wird sie immer beliebter. Heutzutage gibt es zahlreiche US-Fernsehprogramme über staunende Prominente, die mit einem Ahnenforscher auf die Reise gehen, um sich auf die Suche nach den

Schlüsseln des Erbes ihrer Ahnen zu machen. Dabei bricht der Promigast regelmäßig in Tränen aus, wenn er Einzelheiten über die harten Schicksale erfährt, die seine Vorfahren durchmachten, damit er heute sein jetziges Leben genießen kann. Ich schaue mir diese Sendungen nur zu gern an, und gleichzeitig ist mir klar, dass die berühmten Nachfahren tatsächlich in die Vergangenheit zurückgehen und ihren Ahnen heilendes Licht bringen könnten, was sich auf jeden Einzelnen in ihrem Stammbaum auswirken würde. Das ist eine Tatsache.

Es ist ein nobles Vorhaben, seinen Ahnen und Nachfahren helfen zu wollen – ein Vorhaben, das Sie, wie ich weiß, tatsächlich umsetzen können. Für die Familie zu leben und die eigenen Vorfahren zu ehren gehörte zum Kulturerbe vieler Menschen, die vor uns gelebt haben.

Alle Zeiten heilen (Vergangenheit, Gegenwart und Zukunft)

Auch wenn Rückführungen in frühere Leben und genealogische Rückführungen im Geist und nicht in der realen Welt stattfinden, findet eine starke Verwandlung statt, wenn Sie einen Vorfahren in der Vergangenheit besuchen und anderen, die Ihnen oder Ihrer Familie etwas angetan haben, Licht senden und verzeihen. Wenn Sie andererseits Personen, denen Sie oder Ihre Vorfahren wehgetan haben, um Vergebung bitten und allen Beteiligten das Licht des Mitgefühls schicken, findet eine tiefe, spürbare Heilung statt.

Es gibt nichts Schöneres, als Güte gegenüber anderen zu zeigen, indem man dies tut, auch wenn solche Handlungen im Theater des Geistes, im Reich der Fantasie anstatt in der Außenwelt stattfinden. Ich sage deshalb »Fantasie«, weil sich vieles von dem, was meine Klienten erleben, nicht im Labor beweisen lässt. Der Erfolg einer solchen Reise hängt davon ab, dass jeder Klient die persönliche Entscheidung trifft, an seine Reise zu glauben.

Wenn Sie sich entschließen, eine bessere Zukunft zu erschaffen, indem Sie davon überzeugt sind, die Vergangenheit durch die Heilung früherer Ereignisse loslassen zu können, werden Sie in einen Zustand des erweiterten Bewusstseins und stärkeren Einklangs mit unseren Mitmenschen versetzt. Dieser Zustand wird nicht nur Ihr eigenes Leben bereichern, sondern auch das Leben Ihrer Verwandten und das aller anderen Menschen, die Ihnen begegnen.

Überzeugung und erforschbare Bereiche

Was schulden wir unseren Vorfahren? Das ist eine interessante Frage. Wenn unser eigenes Leben wunderbar ist, dann könnte man sagen, wir haben ihnen all das zu verdanken. Wenn es im Leben nicht so läuft, wie wir es gehofft hatten, denken wir womöglich anders. Das Konzept der Rückführung in frühere Leben basiert darauf, dass wir, wenn wir unseren physischen Körper verlassen, mit der geistigen Welt eins werden. Danach entscheidet sich unsere Seele irgendwann zur Wiedergeburt, um noch mehr zu lernen und sich weiterzuentwickeln. Wie es tatsächlich abläuft, wird wohl niemand genau wissen, bevor er an jenen wundervollen, friedlichen Ort zwischen zwei Leben geht. Ich habe zwar meine Vermutungen, wie es funktioniert, doch meine Überzeugung basiert auf meinen beschränkten menschlichen Erfahrungen.

Jede Geburt gibt uns die Chance, unser Bewusstsein zu erweitern und uns auf einer höheren Ebene der Liebe, des Friedens und der Akzeptanz mit allen Wesen zu vereinen. Um unser letztendliches Ziel zu erreichen, beschließt die Seele jedoch häufig, Hürden und Schwierigkeiten zu erleben, und kann auch Grausamkeiten gegen andere Lebewesen begehen. Jede Handlung spiegelt den Weg des Karmas wider, und keine Tat bleibt unbemerkt. Wenn wir Gutes tun, zieht das Gutes nach sich. Wenn unsere Handlungen weniger bewundernswert sind, zieht das spätere Konsequenzen nach sich, die diese Handlungen widerspiegeln. Wir ernten das, was wir säen. Eine Rückführung hilft uns, die nicht so wünschenswerten Dinge in unserem Leben zu heilen und mehr von dem, was wir wirklich wollen, zu erschaffen.

Vereiteltes Erbe und die Verantwortung für die Handlungen unserer Vorfahren

Ich kann kein Buch über genealogische Rückführung schreiben, ohne zumindest einen der berühmtesten Sätze und Vorstellungen in der Geschichte zu erwähnen: »Die Sünden unserer Väter«. Dieser patriarchalische Begriff stammt aus der Bibel und suggeriert, dass wir aufgrund der Taten unserer Vorfahren bestraft werden. Es finden sich zahlreiche Bezüge darauf, wie beispielsweise im 2. Mose 20,5, in dem es heißt: »Denn ich, der HERR, dein Gott, bin ein eifernder Gott, der die Missetat der Väter heimsucht bis ins dritte und vierte Glied an den Kindern derer, die mich hassen.«[1]

Natürlich ist das Christentum nicht die einzige Religion, die hinterfragt, ob wir für die Vergangenheit büßen oder nicht. In der Mythologie der griechischen Antike findet sich die Erzählung vom Haus von Atreus. Sie beginnt mit dem Vorhaben des Tantalus, die Götter des Olymps zu narren, indem er ihnen seinen eigenen Sohn opfert, was zu Mord und Verrat über vier Generationen hinweg führt, bevor der Fluch, der auf der Familie lastet, aufgehoben wird. Und wer könnte die berühmte Legende von Ödipus vergessen, der seinen Vater erschlagen und seine Mutter geheiratet hat? Seine Söhne setzten den Fluch fort und kämpften um die Macht über Theben. Die Vorstellung, dass wir für die Vergangenheit büßen, ist multikulturell und archetypisch.

Ist es wirklich wahr, dass wir für die Sünden unserer Ahnen bezahlen? Mir war diese Denkweise schon immer fremd. Ob Sie nun glauben, für die Taten Ihrer Ahnen zahlen zu müssen oder nicht – viele Leute sind davon überzeugt, dass sich die Taten, die ihre Vorfahren lange vor ihrer Geburt begangen haben, auf sie selbst auswirken. In Kapitel 4 begegnen wir einer solchen Klientin. Überzeugung ist das Fundament der Heilung oder *Nichtheilung*, je nachdem, *was* man glaubt. Die Vorstellung regt zum Nachdenken an, insbesondere bei einer detaillierten Diskussion über die Einflüsse, die unsere Vorfahren womöglich auf unser jetziges Leben haben.

Was ist, wenn in Bezug auf Karma – der Summe all Ihrer Handlungen in diesem Leben und allen früheren Leben – Sie nicht nur für das, was Sie als Seele persönlich getan haben, sondern auch für die Sünden und Missetaten der Menschen, die Sie sich als Ihre Familie ausgesucht haben, die Verantwortung tragen? Ich sage »ausgesucht«, weil ich seit langem überzeugt bin, dass wir unsere Eltern, Geschwister, Verwandten und selbst unsere Freunde schon vor unserer Geburt aussuchen, um gemeinsam zu wachsen und zu lernen.

Es gibt nur ganz wenige Menschen, zu denen wir im Leben eine tiefsinnige Beziehung haben und denen wir nicht schon in einem früheren Leben begegnet sind. Wenn wir uns aufregen, weil jemand uns verletzt hat, enthüllt die Rückführung in frühere Leben häufig, dass wir diese Person in einem früheren Leben schlecht behandelt haben. Wenn jedoch einer unserer Vorfahren jemandem Schaden zufügte, bedeutet das dann, dass wir auch dafür bezahlen müssen?

Der Konfuzianismus, Buddhismus und Taoismus wie auch die japanische und vietnamesische Kultur schreiben uns nicht die Strafen für die Sünden unserer Vorfahren vor. Stattdessen herrscht in verschiedenen Glaubensgemeinschaften seit Jahrtausenden der Glaube an die Pietät der Nachkommen – die Verehrung der Ahnen. Statt für das, was andere getan haben, bestraft zu werden, sollten wir uns verpflichtet fühlen, unseren Eltern, Oberhäuptern und Vorfahren gegenüber dankbar zu sein. So leben wir im Grunde in einem Dauerzustand der Dankbarkeit.

Bei einer buddhistischen Meditation, der ich vor kurzem beiwohnte, legte der Lehrmeister eine besondere Betonung auf dieses Konzept. Wir können das, was unsere Eltern für uns getan haben, zwar nie zurückzahlen, sollten den Versuch jedoch ein Leben lang aufrechterhalten, um hoffen zu können, den Zustand des Nirwanas zu erreichen. Die Vorstellung, dass wir Respekt gegenüber unseren Eltern zeigen müssen, indem wir sie umsorgen und ehren, und dass auch unsere eigenen Handlungen die Opfer unserer Vorfahren ehren, ist in Asien weit verbreitet. Die westliche Kultur könnte vom Prinzip der Fürsorge für unsere Alten profitieren. Die spirituelle Fürsorge, die wir leisten, indem wir anderen durch unsere geführte Vorstellungskraft Gebete und heilendes Licht senden – wie beispielsweise die Prozesse, die Sie im letzten Teil des Buchs selbst ausführen können –, ist eine wunderbare Methode, mit der wir unsere Eltern und andere, die uns auf unserem Weg unterstützt haben, ehren und umsorgen können.

Veranlagung kontra Erziehung

Während ich 2019 an diesem Buch schrieb, nahm ich an einer Überraschungsgeburtstagsparty für meine Tante teil. Ich genoss es sehr, mit meinen ferneren Verwandten zusammen zu sein, und mir wurde damals zu meinem Bedauern klar, dass es schon fast ein Jahrzehnt her war, seit so viele von uns gleichzeitig am selben Ort versammelt waren. Ich dachte an meine Recherchen, während ich meine Cousins und Cousinen, Onkel und Tanten beobachtete, die sich im Restaurant miteinander unterhielten. Wenn man seine Familienmitglieder betrachtet, ist es interessant zu vergleichen, wer wem ähnlich sieht und wer keinem Verwandten seiner Generation ähnelt. In diese Kategorie passe auch ich, da ich eher einer meiner Großmütter ähnlich sehe als meiner Mutter oder meinem Vater.

Während ich umherging und mit jedem ein paar Worte wechselte, fragte ich mich, wem meine einzelnen Verwandten ähnelten und warum. Ich glaube daran, dass wir vor unserer Ankunft auf der Erde auswählen, was wir hier erleben werden. Wenn das wirklich zutrifft, dann suchen wir uns nicht nur unseren Lebensweg aus, sondern auch unsere Eltern, Verwandten und Vorfahren.

Bei einer der wesentlichen philosophischen Lebensfragen geht es um die Debatte über Veranlagung kontra Erziehung. Werden wir hauptsächlich durch genetische Veranlagung geprägt, die wir von unseren leiblichen Eltern und Vorfahren geerbt haben – oder werden wir eher von unserer Umwelt geprägt? Dieses Thema wird seit Jahrhunderten heiß diskutiert, und die Wissenschaft will herausfinden, inwiefern unsere Gene uns nicht nur körperlich, sondern auch psychisch beeinflussen. Erben wir unsere Persönlichkeit von unseren Vorfahren? Wie jüngste Forschungsergebnisse zeigen, werden 50 Prozent unserer Persönlichkeitsmerkmale von unserer Genetik geprägt.[2] Was ist, wenn Sie Ihre flippigen Eigenschaften tatsächlich von einem entfernten Verwandten geerbt hätten? In Anbetracht all der Mühe, die wir uns in unserem lebenslangen Streben, uns selbst besser zu verstehen und unsere eigenen Probleme aus einem früheren Leben zu überwinden, gemacht haben, könnten wir alle davon profitieren, wenn wir unseren Ahnen auch ein wenig Aufmerksamkeit schenken würden.

Wenn die These des vererbten Verhaltens richtig ist, dann muss die Seele sich bewusst dafür entscheiden, ihre eigenen früheren Leben zu heilen und zu verarbeiten, und dass ihre Familie oder Familien (wenn wir über die mütterliche und die väterliche Seite der Familie sprechen) die Menschen sind, denen unsere Seele bei den Herausforderungen ihres Lebens beistehen will, damit alle früheren Familienmitglieder kollektiv heilen können. Geboren zu werden ist also eine weitaus größere Verantwortung, als wir uns je erträumt hätten!

Ich habe selbst erlebt, dass das Leben aller deutlich verbessert werden kann, wenn wir unsere Aufmerksamkeit auf unsere weitere Familie richten, indem wir allen heilendes Licht schicken. Wir sollten jedem das Beste wünschen. Die Heilmethoden in diesem Buch lassen sich nicht nur auf Ihre Familie und Ahnen anwenden, sondern auch auf alle anderen Lebewesen, um das Leben aller Menschen zu allen Zeiten besser zu gestalten.

Gefühle sind die Verbindung zur Vergangenheit

Auch wenn wir möglicherweise Eigenschaften unserer Vorfahren geerbt haben – was wäre, wenn Sie die Emotionen Ihrer Ahnen hautnah fühlen könnten? Mittlerweile gehen Wissenschaftler davon aus, dass das möglich ist. Wie eine faszinierende Untersuchung ergeben hat, wiesen die Nachkommen von Überlebenden des Holocaust veränderte Stresshormone auf, die sie Alltagsstress langsamer überwinden lassen – aus dem einfachen Grund, weil sie über die DNS ihrer Eltern Traumata[3] erbten. Wenn man darüber nachdenkt, ist es nur logisch. Wie könnte ein Mensch solche Grausamkeiten überleben, ohne auf energetischer Ebene davon geprägt zu werden?

Unabhängig davon, ob wir uns dessen bewusst sind oder nicht, haben wir genetische Verbindungen zur Vergangenheit. Jede Seele, die vor uns gekommen ist, und alle Seelen, die noch kommen werden, wenn wir schon hinübergegangen sind, sind Teil unserer Zellen. Wir alle atmen dieselbe Luft. Wir denken einige derselben Gedanken, und wir machen manche der gleichen Mühen und Triumphe durch.

Wenn Sie die Vergangenheit und alle, die sich in der Vergangenheit befinden, segnen, senden Sie in Wirklichkeit diesen Segen an sich selbst. Es heißt, alles, was man über andere sagt, sagt man auch über sich selbst. Wenn Sie den Spiegel hochhalten, sich selbst lieben und Licht an alle senden, werden Sie erleben, wie sich Ihre Umwelt aufhellt, was jedem mehr Glück und Frieden bringt.

Genetische Erinnerungen und das Kollektivbewusstsein

Der Bewusstseinspionier C. G. Jung beschrieb das kollektive Unbewusste, das alle Menschen teilen – eine Art kollektiver Erfahrung, die wir gemein haben und die uns mit allen anderen verbindet, unabhängig davon, ob wir mit ihnen verwandt sind oder nicht. Viele dieser Konzepte haben mit Archetypen oder Mustern, die für uns alle leicht erkennbar sind, zu tun. Wir alle teilen zum Beispiel eine kollektive Trauer, wenn wir an die Grausamkeiten des Holocaust denken. Die Untersuchung von Überlebenden des Holocaust deutet jedoch darauf hin, dass die emotionalen Folgen dieser Tragödie durch die DNS an ihre Nachkommen weitergegeben wurden.

Auch Verhaltensmuster werden anscheinend über das Kollektivbewusstsein und DNS weitergegeben. Eine meiner Lieblingsstudien, die die tatsächliche Verbundenheit unter uns allen zeigt, ist die Untersuchung über den einhundertsten Affen. Anscheinend hatte eine Gruppe von Affen in Japan ein Problem: Sie fraßen eine bestimmte Süßkartoffel nicht, die nahe am Strand wuchs, weil die Haut bitter schmeckte. Ein Affe lernte, die Kartoffeln zu waschen, und nachdem hundert Affen durch Beobachten kollektiv gelernt hatten, dass man die Kartoffeln waschen konnte, wuschen auch die zukünftigen Affengenerationen die Kartoffeln und fraßen sie.[4] Wie die Studie zeigt, findet eine Veränderung statt, wenn sich genügend Leute eine bestimmte Vorstellung oder Lebensweise aneignen.

Die metaphysische Gemeinschaft wendet dieses Beispiel als Modell an, wie wir alle unser eigenes Heilbewusstsein nutzen können, um enorme Veränderungen für das Gemeinwohl zu erreichen. Auch wenn Ken Keyes' populäre Studie über den einhundertsten Affen von Skeptikern angezweifelt wird, gefällt mir dieses Beispiel, da ich immer noch ein starker Verfechter der Positivität und Hoffnung bin. Wenn wir hinsichtlich dieses Themas wirklich mit allen Menschen unserer Umwelt verbunden sind, dann sind wir mit unseren eigenen Familien mindestens doppelt verbunden. Daher verdienen unsere Verwandten unsere Aufmerksamkeit und den Willen, sie zu heilen.

Was die Umwandlung unserer Verbundenheit hin zur Verbesserung für alle betrifft, so stellen die bahnbrechenden Studien von Bruce Lipton in seinem Buch *Die Biologie des Glaubens* eine positive Annäherung dar, indem sie darauf hindeuten, dass wir mit Hilfe unseres Geistes unsere Glaubenssysteme neu erschaffen und unsere Probleme hinsichtlich Gesundheit und persönlicher Defizite überwinden können.[5]

Was stimmt also? Leiden wir unter früheren Überschreitungen oder können wir den Geist nutzen, um die Geschichte neu zu gestalten? Ich glaube seit jeher an die Vorstellung, dass wir mit der Kraft des Geistes so ungefähr alles überwinden können. Der Glaube an die Transformation ist der Kern meines Lebenswerkes. Dennoch habe ich in meiner Praxis schon vieles erlebt, was mich fest davon überzeugt hat, dass unsere DNS und unsere Vorfahren einen stärkeren Einfluss auf uns haben, als wir zugeben wollen. Das Ausmaß, in dem unsere eigene Heilung auch unsere Ahnen heilen und ihnen helfen kann, ist zwar noch nicht wissenschaftlich erwiesen, aber es bewirkt trotzdem Wunder. Jedes Mal, wenn wir nach innen horchen und unsere Sicht auf die Welt ändern können, hilft das nicht nur uns selbst, sondern allen, mit denen wir im Alltag in Berührung kommen – jetzt und in Zukunft. Meine persönliche (wenn auch wissenschaftlich nicht erwiesene) Theorie ist, dass wir in unseren Geist eindringen und bewusst unsere Einstellung über alles ändern können (einschließlich unserer Familie im jetzigen Leben und unserer Vorfahren) und so einen enorm positiven energetischen Abdruck hinterlassen, der alle Zeiten – Vergangenheit, Gegenwart und Zukunft – prägt.

Hypnotherapie und Meditation haben meinem Leben eine bessere Wendung gegeben, und ich habe erlebt, dass der simple Akt, in die tieferen Nischen des Geistes vorzudringen, und die eigene Sicht auf die Wirklichkeit positive, lebensverändernde Effekte auf alle haben können, die sich die Zeit und Mühe machen. Indem wir an einem nicht unterzukriegenden Optimismus festhalten und unsere persönliche Heilung und die Kontrolle über unsere innere Einstellung zu den Menschen, mit denen wir unser Leben teilen, übernehmen, gewinnen wir offensichtlich die Kontrolle über das, was theoretisch außerhalb unserer Kontrolle liegt. Wie ich gemerkt habe, sind innere Reisen die lohnenswerteste Tätigkeit in meinem Leben, weil die Prozesse mich spürbar glücklicher gemacht haben und mir ein Gefühl für meine eigene Seelenaufgabe vermittelt haben. Und vielen meiner Klienten geht es genauso.

Wie ich festgestellt habe, tragen die Menschen genetische Erinnerungen mit sich herum, welche die Person beeinflussen, die sie bei wachem Bewusstsein sind, und häufig lähmende Probleme verursachen, die anfangs außerhalb ihres Bewusstseins sind. Wenn das ursprüngliche Ereignis solcher Schwierigkeiten richtig identifiziert und geheilt wird, lassen sich dauerhafte Veränderungen erreichen. In diesem Wissen wollen wir uns nun einige faszinierende Vorgeschichten von Menschen ansehen, die an den fremdesten und zugleich familiärsten Orten Heilung und Hoffnung fanden: in der Vergangenheit ihrer eigenen Familie.

Teil 2

Fallstudien

Nun haben Sie die Gelegenheit, über einige der interessantesten genealogischen Rückführungen meiner Klienten zu lesen, die ich gesammelt habe. Sie reisten in frühere Ereignisse zurück, die ihre Vorfahren erlebt hatten, und schickten allen Beteiligten Licht und Heilung.

Wenn Klienten eine solche Reise antreten – wie Sie es weiter hinten im Buch selbst tun können –, kommen sie an einen Ort, an dem sie dem höheren Selbst ihrer Mutter und dem ihres Vaters begegnen und wo sie Anleitung erhalten, welche Seite ihrer Vorfahren zum Zeitpunkt der Sitzung am nötigsten Heilung braucht.

Bitte nehmen Sie zur Kenntnis, dass ich wie in all meinen Büchern sämtliche Vorgeschichten verändert habe, um die Privatsphäre und Identität meiner Klienten zu schützen. Und nun viel Spaß beim Lesen!

Kapitel 2

Körperliche Heilung

Zu Beginn der Fallstudien möchte ich mehrere Beispiel von Klienten, die ihre eigene körperliche Heilung oder die eines Vorfahren erlebt haben, hervorheben.

Ganze Generationen von Peters Familie waren vor Hunger von Bauchschmerzen geplagt

Peter suchte mich auf, weil er seine chronischen Magenprobleme nicht mit Hilfe der traditionellen Medizin loswerden konnte. Die Ärzte untersuchten und testeten alles Mögliche, aber am Ende konnten sie nichts finden. Einige glaubten, er würde sich die Symptome einbilden, während andere dachten, er würde von extremem Stress geplagt, der sich auf seine Gesundheit schlug.

»Ich habe tief sitzende, stechende Schmerzen im Darm, aber egal, wie viele Untersuchungen ich über mich ergehen lasse – sie können nichts finden. Ich habe schon versucht, meine Ernährung zu überwachen, indem ich alles notiere, was ich zu mir nehme. Ich habe sogar Tagebuch geführt, um zu sehen, zu welcher Tageszeit die Schmerzen auftreten. Es scheint immer zur selben Zeit zu sein: Am frühen Abend. Ich achte darauf, was ich esse, und versuche, nur gesunde Nahrungsmittel und nichts zu Übersäuertes zu mir zu nehmen, aber es hilft nichts. Ich habe schon alles versucht. Langsam denke ich, dass es etwas Tieferes ist als das, was ich selber tue. Ich habe es satt und will der Sache unbedingt auf den Grund gehen, damit ich in Ruhe weiterleben kann.«

Die Rückführung in ein früheres Leben liefert häufig Antworten auf unerklärliche Symptome, für die es keine Diagnose gibt. Daher hoffte ich, unsere Session würde ihm weiterhelfen. Mich beunruhigen manche spirituelle Klienten, die auf jede medizinische Versorgung verzichten und stattdessen alternative Behandlungsmethoden vorziehen. Ich glaube seit jeher daran, dass es nichts Besseres als den ärztlichen Rat gibt, auch wenn wir alle uns manchmal am liebsten aus Gesundheitsproblemen herausmeditieren würden. Also fragte ich Peter danach und fand heraus, dass er schon alle möglichen Ärzte konsultiert hatte. Das war also nicht das Problem. Er beschrieb seine anderen Lebensbereiche und verschiedene Stressfaktoren, die die Ursache für seine Symptome sein könnten. Er arbeitete zu viel und gab es freimütig zu, doch ansonsten schien sein Leben besser zu sein als das der meisten Menschen. Ich kam zu dem Schluss, dass er tatsächlich schon alle Möglichkeiten erschöpft hatte – außer seinen früheren Leben.

»Meine Arbeit ist nicht das Problem«, beharrte er. »Zwar gehört mir die Firma, und ich weiß, dass so eine Verantwortung manche Leute sehr stresst, aber ich liebe meinen Job. Ich habe auch ein glückliches Familienleben. Es ist irgendwas anderes, das spüre ich!«

Peter wirkte wie ein ausgeglichener Mensch, der sich nicht für Rückführungen in frühere Leben interessiert hätte, wenn er eine plausiblere Antwort für sein Dilemma gefunden hätte. Er war nicht so spirituell wie viele meiner anderen Klienten. Er hatte zwar schon Bücher über Wiedergeburten gelesen, sich jedoch anfangs nie vorgestellt, dass sie irgendwas mit ihm zu tun haben könnten – bis seine Situation so unerklärlich wurde, dass ihm klar wurde: Das könnte die einzig richtige Antwort sein. Für viele Leute ist die Rückführung das letzte Mittel, und als ich Peter kennenlernte, war er an diesem Punkt angelangt.

Peter konnte ohne Schwierigkeiten in einige frühere Leben zurückgehen. Seine Seele hatte schon mehrere Kriege durchlebt, in denen er nach seinen Berichten schwer verwundet worden war. Einmal hatte er einen Stich in den Unterbauch erlitten. Ich war sicher, dass das die Ursache seiner Bauchschmerzen war, doch sein höheres Selbst bestand darauf, dass keines dieser Erlebnisse irgendwas mit seinem jetzigen Problem zu tun hatte. Dennoch schickten wir seinen früheren Wunden und Personen in diesen Leben heilendes Licht. Am Schluss versicherte er mir nochmals, dass keine Situation in einem früheren Leben etwas mit seinen Schmerzen im Unterleib zu tun hatte.

Wie die Klienten, deren Geschichten Sie in diesem Buch lesen, werden auch Sie weiter hinten Ihren Geistführer oder Schutzengel kennenlernen, wenn Sie die geführten Reisen selbst ausprobieren können.

Ich wollte, dass Peter mit einem Geistführer sprach, um von ihm hoffentlich die Antworten zu erhalten, die er alleine nicht bekam. Manchmal erscheint statt eines Engels auch ein verstorbener Verwandter. In Peters Fall erschien zu seiner Überraschung sein verstorbener Vater.

Nachdem wir Peters Leiden Heilung geschickt hatten, sprach er mit seinem Vater. So kamen wir allmählich auf seine genealogische Vergangenheit. Peter fragte seinen Vater nach etwas, was ich intuitiv für möglicherweise hilfreich hielt:

SK: Fragen Sie Ihren Vater, ob dieses Symptom Ihr eigenes ist oder ob es womöglich mit einem Vorfahren zu tun hat.

Peter: Mit einem Vorfahren.

SK: Gut. Fragen Sie Ihren Vater, ob die Ursache dieses Symptoms von einem seiner Vorfahren herrührt. Berichten Sie mir, ob er ja oder nein sagt.

Peter: (überrascht) Ja! Jetzt erinnere ich mich wieder daran, dass Dad vor seinem Tod immer über Bauchschmerzen geklagt hat. Mein Großvater ebenso.

SK: Gut. Lassen Sie sich jetzt mit Ihrem Vater in der Vergangenheit zurück zum ursprünglichen Ereignis treiben, an dem es zum Problem Ihrer Vorfahren und Verwandten wurde. Kommen Sie da jetzt an. Achten Sie auf das, was passiert. Welches Jahr haben wir?

Peter: Irgendwann Anfang des 19. Jahrhunderts auf den Philippinen, von denen meine Familie stammt. Ich sehe eine Menschengruppe, die sich um Fisch schlägt. Das Wetter und die Flut erschweren es ihnen, genug Fisch für alle zu fangen. Ich sehe einen Mann. Er ist arm, sehr mager, und er kämpft für seine Familie. Sie haben nichts zu essen.

SK: Was hat das mit den Magenschmerzen in Ihrer Familie zu tun?

Peter: Das weiß ich nicht. Hunger, nehme ich an.

SK: Ist das das ursprüngliche Ereignis, das Ihre Bauchschmerzen auslöst?

Peter: In gewisser Weise ja, aber das ist noch nicht alles.

SK: Gehen Sie im Zeitraffer bis zum bedeutendsten Ereignis, das einen Bezug zu Bauchschmerzen hat, vorwärts. Kommen Sie da jetzt an. Achten Sie darauf, was passiert.

Peter: Oje! Er wird von der hungrigen Menschenmenge angegriffen. Er klaut ein Stückchen Fisch und schafft es, den anderen zu entkommen.

SK: Was geschieht dann?

Peter: Er bringt den Fisch nach Hause und die Familie teilt ihn sich, aber er ist verdorben. Alle werden krank. Seine Kinder sterben, und er glaubt, es sei alles seine Schuld, auch wenn sie wahrscheinlich sowieso verhungert wären.

SK: Was passiert mit Ihrem Verwandten?

Peter: Ihm ist schlecht, und er hat stechende Schmerzen nahe an der Stelle, an der mir der Unterleib immer wehtut. Er stirbt ungefähr in dem Alter, in dem ich war, als meine Beschwerden anfingen.

SK: Zu welcher Tageszeit starb er?

Peter: Am frühen Abend – zur selben Zeit, in der meine Schmerzen sich melden. Bei meinem Vater war es genauso. Es ist, als würden wir seine Schmerzen spüren. Keiner von uns hatte je einen empfindlichen Magen, bevor wir so alt wurden wie er. Das Tragische ist, dass er gar nichts falsch gemacht hat. Er hat zwar versucht, seine Familie zu ernähren, aber er muss zusehen, wie der Großteil seiner Familie stirbt. Er verlässt diese Welt unter starken Schmerzen und in totaler Panik.

SK: Lassen Sie heilendes Licht von oben herabströmen und über den Mann fließen, so dass es seine Angst und Panik, seinen Hunger, die Sorgen um seine Familie und den Schmerz wegschwemmt. Spüren Sie, wie das Licht durch ihn hindurchströmt und wie es das Problem neutralisiert und heilt. Sagen Sie mir, wenn er sich besser fühlt.

Peter: (ein paar Minuten später) Ja, jetzt fühlt er sich besser.

SK: Sehr gut. Stellen Sie sich jetzt vor, wie das höhere Selbst Ihres Großvaters zu Ihnen hinaufschwebt, und wie das Licht auch durch ihn hindurchströmt und dann in das höhere Selbst Ihres Vaters fließt. Lassen Sie zu, dass das Licht beide entspannt, Schmerzen und Sorgen wegspült und beiden Ruhe und inneren Frieden bringt. Sagen Sie mir, wenn sie sich besser fühlen.

Peter: Ja.

SK: Schön. Lassen Sie jetzt zu, dass dasselbe friedliche Licht auch durch Sie strömt. Lassen Sie es direkt durch die Kopfkrone eindringen, durch den Hals und die Schultern fließen und in Ihre Arme und Hände, das Rückgrat hinunter bis in den Magen strömen. Stellen Sie sich vor, wie das Licht in jede einzelne Zelle Ihres Körpers strömt, sie heilt und entspannt, mit Frieden und Licht füllt, den Schmerz auflöst und das Problem restlos wegschwemmt. Nehmen Sie dann einen Lichtstrahl wahr, der Sie, Ihren Vater und Ihren Großvater mit Ihrem Vorfahren verbindet. Stellen Sie sich vor, wie Sie diese Verbindung zerschneiden und sich alle von diesem Schmerz befreien, im Wissen, dass Sie nicht länger die Leiden der Vergangenheit erleiden müssen.

Peter: Es fühlt sich jetzt besser an. Wir haben es aufgelöst, Gott sei Dank.

SK: Sehr gut. Gibt es noch etwas, was Sie mit Ihrem Vorfahren besprechen müssen? Oder hat er irgendetwas, was Ihnen gehört?

Peter: Nein.

Peter nahm seine Heilung selbst in die Hand und erlebte in Folge seiner Rückführung eine völlige Verwandlung – das heißt, sobald er die wahre Ursache seines Problems kannte. Ein paar Monate nach seiner Session berichtete er mir, dass diese Schmerzen nie wieder aufgetaucht waren. Er war auch sehr erleichtert, weil sein dreizehnjähriger Sohn als Erwachsener dieses Problem nicht haben würde. Peter demonstrierte, was Willenskraft und die Blutlinie erreichen können, wenn es darum geht, nicht nur Vorfahren, sondern auch zukünftige Generationen zu heilen.

Armands Überseekrankheit war seine Verbindung zu einem asiatischen Vorfahren

Armands Familie kam ursprünglich aus Spanien, doch seit früher Kindheit hegte er eine unerklärliche Faszination für alles Asiatische – Essen, Filme, Kleidung und sogar Musik. Mit Mitte dreißig bekam Armand endlich die Chance, nach China zu reisen. Er ging davon aus, dass es eine positive Erfahrung für ihn werden würde. Doch leider verlief die Reise nicht wie geplant. Er kehrte noch verwirrter als zuvor nach Hause zurück und suchte mich auf, um eine Rückführung durchzuführen.

> Er sagte: »Keiner in meiner Familie versteht, was ich an China finde. Ich habe das Land immer geliebt, aber jetzt, da ich wieder zu Hause bin, weiß ich nicht mehr, was ich davon halten soll. Ich fühlte mich da drüben schrecklich elend. Ich hatte die ganze Zeit über starke Magenschmerzen. Die Schmerzen waren so schlimm, dass ich mich fast übergeben hätte. Als unsere Reisegruppe am Tian'anmen-Platz (Platz des Himmlischen Friedens) ankam, wurde mir schwindlig. Ich musste im Bus bleiben, bis es mir wieder besserging. Irgendwann stieg ich aus dem Bus und ging auf den Platz, wo etwas sehr Merkwürdiges passierte. Die ganze heutige Umgebung verschwand und ich konnte die Gebäude nicht mehr sehen. Es war so seltsam, als würde ich mitten in einem Krieg stehen. Ich konnte lautes Knallen und weinende Menschen hören. Bin ich dabei, den Verstand zu verlieren?«

Armand verlor nicht den Verstand. Tatsächlich klang sein Erlebnis ähnlich wie Schilderungen, die ich schon von Dutzenden von Leuten gehört habe. Armand erlebt etwas, was ich *Supretrovie* nenne: eine von außen hervorgerufene, durch Reisen ausgelöste Erinnerung an ein früheres Leben. Das Phänomen tritt recht häufig auf. Viele Menschen erinnern sich beim Reisen an ganz plastische Details aus ihren früheren Leben. All das erklärte ich ihm und sagte ihm, dass wir problemlos zu diesem Erlebnis in China, das er in seinem früheren Leben gemacht hatte, reisen und allen Beteiligten heilendes Licht schicken könnten.

Die Lösung klang zwar einfach, aber wie bei allen Fällen in diesem Buch war die Sache sehr ungewöhnlich. Armand versuchte, ein früheres Leben in China zu finden, doch es gab keines. Ich fragte ihn nach Asien im Allgemeinen, und wieder konnte er nichts finden. Das verblüffte mich. Erst kam ich zu dem Schluss, dass der sensible Armand vermutlich das Leid anderer, die früher grauenhafte Kriege in der Gegend miterlebt hatten, aufgegriffen hatte. Bestimmte Orte auf der Welt sind Hotspots für paranormale Aktivitäten und für gewisse Menschen nur schwer zu verkraften, weil wir manchmal tatsächlich die Schwingungen und Energien spüren können, die schreckliche Vorfälle vor Hunderten oder gar Tausenden von Jahren hinterlassen haben. Es ist, als gäbe es einen Resteinfluss, der wie eine Wolke über gewissen Orten hängt. Ich ging davon aus, dass genau das bei Armands Besuch in China der Fall gewesen war.

Bevor unsere Session beendet war, stellte ich ihm noch eine Frage, um zu sehen, ob es nicht doch eine Verbindung zu Asien gab. »Hat jemand aus Ihrer Familie oder einer Ihrer ferneren Verwandten jemals China erwähnt?«

»Es gibt da eine Geschichte, von der wir aber nicht sicher sind, ob sie wahr ist«, antwortete Armand. »Eine Ururgroßtante hatte möglicherweise chinesisches Blut. Ich habe mich aber nie wirklich damit befasst.«

Ich entschied, der Sache auf den Grund zu gehen:

SK: Von welcher Seite der Familie war diese Tante?

Armand: Von der Seite meiner Mutter.

SK: Gut. Wir wollen uns jetzt mit Ihrer Mutter und Ihrer Großmutter treffen. Stellen Sie sich vor, dass Sie mit ihrem höheren Selbst sprechen können, und sehen Sie, ob sie noch mehr Einzelheiten über die Tante berichten können.

Armand: Das wurde ihnen erzählt, aber sie sagen immer noch, dass sie sich nicht sicher sind.

SK: Stellen Sie sich vor, Ihr Engel, Ihre Mutter, Ihre Großmutter und Sie könnten in die Vergangenheit schweben und dort der Tante begegnen. Kommen Sie da nun an. Achten Sie darauf, was passiert.

Armand: Ja, ich sehe sie.

SK: Gut. Fragen Sie sie, ob sie einen asiatischen Vorfahren hat – ja oder nein? Achten Sie auf die erste Antwort, die Ihnen in den Sinn kommt.

Armand: Ja.

SK: Stammt sie aus China?

Armand: (zögernd) Ich möchte Ja sagen, aber es fühlt sich so an, als würde ich es mir nur einbilden.

SK: Fragen Sie Ihren Engel: War sie Chinesin? Ja oder nein? Achten Sie auf das Erste, was Ihnen in den Sinn kommt, und nehmen Sie es an.

Armand: Ja.

SK: Ausgezeichnet! Ist diese Vorfahrin die Ursache für Ihr Erlebnis in Beijing?

Armand: Ja.

SK: Gut. Welche Seite der Familie Ihrer Tante war chinesischer Abstammung?

Armand: Mütterlicherseits.

SK: Schön. Stellen Sie sich vor, Sie und Ihr Engel und Ihre Tante können zum ursprünglichen Ereignis in der Vergangenheit, mit dem das Problem begann, zurückgehen. Kommen Sie dort nun an, schweben Sie über den Ereignissen und achten Sie auf das, was passiert. Wo befinden Sie sich?

Armand: (atemlos) Am selben Platz.

SK: Gut. Welches Jahr haben wir?

Armand: Es ist im 17. Jahrhundert. Mir kommt das Wort Ming in den Sinn.

SK: Was passiert da?

Armand: Die Leute sind wütend auf die Regierung, und es gibt Kämpfe. Menschen sterben.

SK: Sehen Sie sich um und beachten Sie Ihren Vorfahren. Welche Rolle hat er dabei gespielt?

Armand: Ich sehe einen Jungen, einen Jugendlichen. Er will mitkämpfen. Seine Eltern sind wütend auf ihn, weil Gewalt ihrem Glauben widerspricht. Sie sind enttäuscht und finden, dass er die Familienehre beschmutzt, weil er sich ihren Wünschen und denen ihrer Ahnen widersetzt.

SK: Stellen Sie sich vor, dass der Junge auf der Seelenebene mit dem höheren Selbst seiner Eltern sprechen und sie für das, was er getan hat, um Verzeihung bitten kann. Sehen Sie, ob sie ihm vergeben können, und sagen Sie mir, wenn es sich besser anfühlt.

Armand: (nach einer Weile) Ja, jetzt ist es besser.

SK: Sehr gut. Gehen Sie nun zu der Schlacht zurück und lassen Sie zu, dass Ihr Engel allen Beteiligten ein heilendes Licht sendet, das die Ereignisse heilt, verändert und neutralisiert. Sagen Sie mir, wenn es sich besser anfühlt.

Armand: Ja.

SK: Sehr gut. Stellen Sie sich jetzt vor, dass Sie, Ihre Tante und Ihre Mutter in der Zeit vorwärtsschweben können, und lassen Sie zu, dass das heilende Licht durch alle Ereignisse zwischen dem Konflikt und der modernen Zeit strömt und alle Beteiligten heilt, verändert und transformiert. Kommen Sie in der heutigen Zeit an und stellen Sie sich vor, Sie können sehen, wie viel fröhlicher und strahlender Ihre Mutter ist. Erweitern Sie diese Energie auf sich selbst und fühlen Sie sich leichter.

Weiter vorne im Buch habe ich den tief verwurzelten chinesischen Kulturglauben an die Verehrung der Vorfahren erwähnt. Für Armands Heilung musste seinem Vorfahren für die Entehrung der Ahnen verziehen werden. Am Ende der Sitzung sagte Armand, er würde sich viel besser als vorher fühlen. Der Gedanke dabei ist, dass die Menschen ihren Vorfahren für alles, was sie getan haben, enormen Dank schulden. Daher brauchte es für eine Heilung die Anerkennung dieser Schuld und ihre Vergebung.

Die Vorstellung, dass ein Mensch eine Form der Supretrovie erleben könnte, verblüffte mich total. Noch mehr überraschte mich, als Armand mir später berichtete, was er nach unserer Session herausgefunden hatte. Er hatte auf einer Website Ahnenforschung betrieben und mütterlicherseits eine chinesische Blutlinie entdeckt. Ich recherchierte die Daten, die Armand mir gegeben hatte – und tatsächlich hatte Mitte des 17. Jahrhunderts eine Bauernrevolte den Untergang der Ming-Dynastie zur Folge gehabt. Wie Armand mir sagte, liebt er immer noch die chinesische Kultur, aber nun weiß er auch warum.

Brooke fürchtete sich vor der Familienkrankheit

Ein häufiger Grund für Rückführungen ist, das ursächliche Ereignis für eine Krankheit im jetzigen Leben zu finden. Oft gibt es energetische Verbindungen zu früheren Leben, die bis ins heutige Leben reichen. Wenn diese Energie aufgelöst und Reste der Krankheit aus früheren Leben geheilt werden, können selbst Menschen mit einer ernsten Diagnose ihren Frieden finden, indem sie darüber sprechen.

Die Rückführung in ein früheres Leben kann jedoch keine Krankheiten heilen. Mit alternativen Therapien lässt sich möglicherweise eine medizinische Behandlung vermeiden, doch wenn eine Diagnose wie zum Beispiel Krebs gestellt wurde, bedarf es der modernen Medizin, um sie zu heilen. Dann ist die Rückführung ein nützliches Mittel, um der kognitiven Seite des Klienten zu helfen, mit dem Geschehenen besser umzugehen und die Kraft zu finden, die Realität zu akzeptieren und die Heilung anzustreben.

Leider möchten viele meiner spirituellen Klienten den Ärzten lieber ganz aus dem Weg gehen. Wie ich festgestellt habe, ist die traditionelle Medizin mitunter notwendig, und es ist wichtig, dass die Leute das akzeptieren. Sobald die Situation unter Kontrolle gebracht worden ist, können alternative Behandlungsmethoden – wie auch Hypnotherapie – enorme Veränderungen bewirken.

Eine andere Methode, die ich bei der genealogischen Rückführung anwende, ist, meinen Klienten zu helfen, Antworten auf die Frage zu finden, wie sich eine genetisch geerbte Krankheit vermeiden lässt. Meine Klientin Brooke suchte mich aus diesem Grund auf. Sie kannte ihre Familiengeschichte und befürchtete, irgendwann dieselbe Krankheit zu bekommen, an der schon ihre Mutter und Großmutter gestorben waren.

> »Ich mache mir Sorgen, weil ich nächstes Jahr vierzig werde. In diesem Alter starben meine Mutter und meine Großmutter an Krebs«, sagte Brooke.

»Haben Sie Krebs?«, fragte ich.

»Nein, aber ich mache mir trotzdem Sorgen. Meine Mutter und meine Großmutter hatten keine Symptome, und dann tauchte der Krebs ganz plötzlich auf, und bevor wir uns umsahen, waren sie tot.«

Ich forderte Brooke auf, sich mit dem höheren Selbst ihrer Mutter zu treffen. Gemeinsam reisten sie zurück in die Vergangenheit zu dem ursprünglichen Ereignis, das die Krankheit in der Familie ausgelöst hatte.

SK: Wo befinden Sie sich und welches Jahr haben wir? Was kommt Ihnen als Erstes in den Sinn?

Brooke: Die 1850er Jahre.

SK: Gut. Wo sind Sie?

Brooke: Oben im Norden, in der Nähe des Schwarzen Meers, der Gegend, aus der unsere Vorfahren kommen.

SK: Was geschieht da gerade?

Brooke: Ein Krieg. Es muss der Krimkrieg sein. Das weiß ich, weil meine Familie online recherchiert hat. Es ist schrecklich. Ich schwebe über ein Schlachtfeld. Da ist so viel Blut. Ein Mann liegt zusammengekrümmt auf dem Boden. Er stirbt einen grauenhaften Tod. (Sie weint.) Ich kann mir gar nicht vorstellen, wie jemand so etwas Schreckliches durchmacht.

SK: Wer ist der Mann, den Sie sehen?

Brooke: Einer unserer Vorfahren. Ich kann es zwar nicht genau erkennen, aber er ist so etwas wie ein Großvater vor mehreren Generationen. Ich kann seine Gedanken fühlen, und er ist so traurig. Er will nicht sterben und seine Familie zurücklassen. Seine letzten Gedanken gelten seiner Frau und seinen Kindern.

Während unserer Sessions führt meist ein helfender, heilender Engel die Klienten durch die Reise. Der Engel hilft bei der Heilung, und in Brookes Fall brauchte ihr Vorfahre dringend Hilfe.

SK: Stellen Sie sich vor, dass Sie und Ihr Engel Ihrem Vorfahren jetzt heilendes Licht bringen können. Stellen Sie sich das Licht vor, während es langsam seine körperlichen Schmerzen und sein Leiden mildert. Lassen Sie zu, dass das Licht seine Angst und Sorgen um seine Familie beruhigt, und lassen Sie den Engel ihm ein tiefes Gefühl von Frieden schicken. Sagen Sie mir, wenn es sich besser anfühlt.

Brooke: Ja. Er ist jetzt gestorben, und das Licht überflutet ihn, während er die Welt hinter sich lässt.

SK: Gut gemacht. Sagen Sie mir: Ist dieser Vorfall im Krimkrieg das ursächliche Ereignis für die Krankheit, die Ihre Familie für so viele Generationen heimgesucht hat?

Brooke: Ja und nein.

SK: Stellen Sie sich vor, dass Ihr Engel Sie zu einem Ereignis führen kann, das Ihnen helfen wird, alle Antworten zu finden.

Brooke: Ich sehe die Frau meines Vorfahren. Man kann sie wohl als eine Großmutter bezeichnen. Sie hat gerade erfahren, dass ihr Mann gefallen ist. Sie lebt unter sehr harten Bedingungen – viele Kinder, kaum Nahrung – aber da ist Liebe. Sie hat ihren Mann sehr geliebt, und jetzt, da er von ihr gegangen ist, ist sie verzweifelt. Sie ist untröstlich. Sie wird von Trauer übermannt und ist wütend auf die Regierung, die das Leben der Familie zerstört hat. Irgendwie reicht sie diese Energie weiter an alle Kinder. Sie alle spüren sie und sind davon betroffen. Viele von ihnen leben nicht mehr lange weiter. Es ist tragisch. Es ist, als würde dieses Energiemuster über die Generationen immer weitergereicht werden.

SK: Lassen Sie das heilende Licht über sie und alle Verwandten zwischen den 1850ern und heute strömen, damit es diese Situation heilt und auflöst, so dass alle Familienmitglieder ruhiger und friedlicher werden. Sagen Sie mir, wenn es sich auch nur ein bisschen besser anfühlt.

Brooke: (nach einer Weile) Ja.

SK: Sehr gut. Sagen Sie mir: Warum bekommen heute die Frauen in der Familie die Krankheit und nicht die Männer?

Brooke: Unsere Familie ist nicht groß. In jeder Generation bekam nur einer Krebs. Der Bruder meiner Mutter hatte Krebs, sein

Sohn auch. Die Krankheit macht keinen Unterschied zwischen den Männern und den Frauen in unserer Familie.

SK: Lassen Sie zu, dass ein heilendes Licht weiter alle Menschen durchflutet, die in dieser frühen Zeit während des Krimkriegs gelebt haben, und lassen Sie das Licht dann weiter in die Gegenwart fließen, so dass es alle Ereignisse zwischen damals und heute heilt.

Wir machten eine Seelenrückholung (ähnlich wie die, die Sie weiter hinten im Buch selbst ausprobieren können), bei der Brooke die Energie der Schlacht an ihren Vorfahren zurückgab und seitdem von den ungewollten Einflüssen befreit ist.

SK: Stellen Sie sich, während Sie sich im liebevollen Licht treiben lassen, vor, dass Sie mit Ihrem Vorfahren sprechen können, und seien Sie sich von diesem Moment an bewusst, dass Sie ihn darum bitten können, die Energie der Schlacht zurückzunehmen. Lassen Sie zu, dass er alle Schmerzen und Trauer von seiner Frau, den Kindern und allen beteiligten Familienmitgliedern entfernt. Schauen Sie zu, wie es geschieht, während alle ihm die Energie überreichen, und stellen Sie sich vor, dass er sie bereit annimmt. Sehen Sie dort auch Ihre Mutter und Großmutter – ihr höheres Selbst – und sehen Sie zu, wie sie die Energie an Ihren Vorfahren zurückgeben. Beachten Sie, dass auch ihnen nun leichter und fröhlicher ums Herz ist. Wenden Sie sich dann nach innen und sehen Sie, ob Sie mit diesen Ereignissen verbundene Energie herausziehen können. Lassen Sie sie auf den Handflächen liegen. Sagen Sie mir, ob und wann Sie etwas bemerken.

Brooke: Ja, sie ist da. Ich halte sie in den Händen.

SK: Gut. Stellen Sie sich vor, wie Ihr Vorfahre die Energie bereitwillig zurücknimmt. Sind Sie bereit? Er nimmt sie jetzt zurück. Sagen Sie mir, wenn Sie die gesamte Energie an ihn übergeben haben.

Brooke: Ja, Sie haben recht. Er nimmt sie gerne zurück. Er will helfen und fühlt sich besser im Wissen, dass wir nicht mehr seinetwegen leiden.

SK: Sehr gut. Beachten Sie, dass zwischen Ihnen beiden ein Band aus Energie besteht. Stellen Sie sich nun vor, wie Ihre Großmutter und Mutter wieder vor Ihnen schweben. Achten Sie darauf, ob Sie restliche Energie mit sich tragen, die Sie ihnen zurückgeben könnten. Ja oder nein?

Brooke: O ja.

SK: Lassen Sie die beiden jetzt die Energie der Krankheit zurücknehmen. Sagen Sie mir, wenn es sich besser anfühlt.

Brooke: Ja. Jetzt ist es besser.

SK: Stellen Sie sich vor, dass Bänder aus Licht Sie mit Ihrer Mutter, der Großmutter und allen Vorfahren verbinden – mit allen Ihrer Blutlinie, den Gesunden und denen, die am Krebs gestorben sind. Ihr Engel hat eine goldene Schere, und wenn ich bis drei gezählt habe, wird Ihr Engel die Bänder zwischen Ihnen und den anderen zerschneiden und Sie von dieser Energie befreien. Sind Sie bereit? Eins, zwei, drei, er zerschneidet jetzt die Bänder. Lassen Sie zu, dass ein heilendes Licht Sie überflutet, in jede einzelne Zelle Ihres Körpers strömt, jedes einzelne Atom heilt und wieder ins Gleichgewicht bringt. Das heilende Licht fließt in die Vergangenheit und heilt alle durch alle Zeiten hindurch, und es strömt in die zukünftigen Generationen Ihrer Familie, wo es diese Ereignisse umwandelt und heilt.

Insgesamt machte Brooke ihre Sache hervorragend; sie half, die Energie innerhalb ihrer Familie zu heilen. Daher würde ich Ihnen nur allzu gern ein strahlendes Ende dieses Falls präsentieren. Wie sich jedoch herausstellte, entwickelte Brooke dennoch eine mildere Form von Krebs. Die gute Nachricht ist, dass sie die Krankheit überlebt hat. Nach einer Chemotherapie und Bestrahlungen ging der Tumor schließlich zurück. Das Letzte, was ich von ihr gehört habe, war, dass sie immer noch ein glückliches Leben führt und sich auf ihre Zukunft konzentriert.

Hat ihre Session ihr geholfen, die Vergangenheit genügend zu ändern, um dem Tod von der Schippe zu springen? Das kann ich nicht mit Gewissheit sagen. Heilung hat viele Facetten, und man kann nie sagen, welcher der vielen Schritte, die man unternimmt, letztendlich die Lösung ist. Die Seele ist so komplex, dass nach meiner absoluten

Überzeugung eine Kombination von mehreren verschiedenen Dingen in solchen Fällen zum Erfolg führt. In dieser Zeit eine positive Einstellung zu behalten ist jedoch ganz wichtig. Wie man über etwas denkt und dass man den Glauben und die Hoffnung nicht verliert, kann den Unterschied machen. Brooke wirkte bei unserer Begegnung so positiv, und dank ihres Optimismus, ihrer ärztlichen Behandlungen und dem Glauben an ihr Überleben machte sie tapfer weiter. Das Leben wirft uns allen Steine in den Weg, und Brookes Beispiel hat gezeigt, dass man so ziemlich alles überwinden und im Leben weiterkommen kann.

Tracys Migräne bestätigten die Aufgabe ihrer Seele

Tracy kam während einer philosophischen Lebenskrise zu mir. Sie hatte über zwanzig Jahre als Krankenschwester in der Notaufnahme gearbeitet, und obwohl sie ihren Beruf liebte und wusste, dass sie dafür eine Gabe hatte, raubte ihr die ständige Gewalt, die sie in ihrem Job miterlebte, jede Illusion. Gelegentlich litt sie unter Migräne, deren Ursache für ihre Ärzte der extreme Stress war, dem sie ausgeliefert war. Ihre Kollegen rieten ihr zu spirituellen Beschäftigungen, wie beispielsweise Meditation und Yoga, um die beruflich bedingten Beschwerden loszuwerden, bevor sie noch eine Krankheit oder einen Burn-out entwickelte und ihre Arbeit aufgeben müsste. Daher hatte sie Reiki-Heilunterricht genommen und eine neue Meditationstechnik aufgegriffen. Als Teil ihrer Seelenforschung befasste sie sich mit der Rückführung in frühere Leben in der Hoffnung, zu einer Entscheidung zu kommen, ob sie ihre Stelle kündigen und sich eine friedlichere Arbeit suchen sollte.

> »Ich mag nicht zusehen, wie andere sich gegenseitig verletzen«, sagte sie. »Heutzutage gibt es so vieles, was uns das Leben leichter macht, dass es keine Entschuldigung für all die Gewalt mehr gibt. Ich bin zwar gut in meinem Job, aber manchmal frage ich mich nach all den Jahren, ob ich nicht doch lieber etwas anderes tun sollte.«

In Tracys Familie hatte es mütterlicherseits viele Krankenschwestern gegeben. Der Beruf steckte ihr sozusagen im Blut. Nachdem sie ihre früheren Leben erforscht hatte, führte ich Tracy in einen Raum, in dem wir mit ihrer Mutter sprachen, die sie mit zu einem blutigen Schlachtfeld während des amerikanischen Bürgerkriegs nahm:

SK: Gehen Sie jetzt mit Ihrer Mutter zu einem ganz frühen Zeitpunkt in Ihrer Familiengeschichte zurück, der für Ihr höchstes Seelenheil am wichtigsten ist. Wo befinden Sie sich und was passiert dort gerade? Wen können Sie sehen?

Tracy: Ich sehe eine Frau in einem langen Kleid. Sie kniet sich hin und kümmert sich um Verwundete. Sie versucht, die Ruhe zu bewahren, aber die Situation ist schrecklich! Sie geht von einem zum anderen und versucht verzweifelt, sie vor dem Verbluten zu bewahren. Sie bemüht sich, konzentriert zu arbeiten und nicht in Panik zu verfallen, obwohl sie sich mitten im Chaos befindet. Jetzt weint sie, weil sie kaum jemanden retten kann. Ihr Kopf pocht wie wild. Sie fühlt sich hoffnungslos.

SK: Wer ist sie?

Tracy: Eine Ururgroßmutter.

SK: Ist sie Krankenschwester?

Tracy: Nicht von Beruf, aber sie hilft in der Not aus.

SK: Um welchen Krieg handelt es sich?

Tracy: Um den Bürgerkrieg. Das ergibt sogar Sinn. Die Sendungen im Fernsehen über den Bürgerkrieg haben mich schon immer fasziniert.

SK: Gehen Sie nun in der Situation weiter und achten Sie darauf, was als Nächstes geschieht.

Tracy: Sie hat Angst und fühlt sich völlig überwältigt. Alles ist so düster. Die Luft ist von den Kanonenschüssen total verraucht! Der Himmel ist ganz dunkel. Aber sie ist fest entschlossen, nicht aufzugeben. Sie muss den Verwundeten helfen und hört damit nicht auf. Sie wird immer weitermachen, selbst wenn sie dabei ihr Leben lässt, und sie hat keine Zeit, sich über irgendwas Gedanken zu machen, außer dem, was sie gerade tut.

SK: Spulen Sie nun vorwärts zum nächsten wichtigen Ereignis. Kommen Sie dort an und achten Sie darauf, was passiert.

Tracy: Am nächsten Tag ist die Schlacht vorbei. Es wird wieder hell. Überall liegen Leichen herum. Es ist grauenhaft. Sie weint. Sie hat – wie alle – mehrere Angehörige im Krieg verloren. Sie legt sich die Hand auf den Bauch. Sie ist schwanger. Jetzt, da der Krieg vorbei ist, denkt sie wieder an ihre Zukunft. Sie will für ihr Kind weiterleben, aber wäre sie nicht schwanger, dann wäre sie jetzt lieber tot.

SK: Stellen Sie sich vor, dass Ihr Engel ihr ein heilendes, liebevolles Licht schickt, und lassen Sie zu, dass das Licht alle Menschen in der Schlacht überflutet, alle, die sie überlebt haben, und alle, die gefallen sind. Sagen Sie mir, wenn es sich ein wenig friedlicher oder wenigstens neutraler anfühlt.

Tracy: Ja, jetzt ist es ein bisschen besser.

SK: Sehr gut. Wie hat sich die Erfahrung Ihrer Vorfahrin seit diesen Ereignissen auf Ihre Familienmitglieder ausgewirkt?

Tracy: Wir sind alle Krankenschwestern geworden oder im Gesundheitswesen tätig. Meine Mutter, meine Großmutter. Ich weiß nicht genau, was mit ihren Vorfahren war, aber dieses Erlebnis macht mich doch nachdenklich. Ich muss da noch weiter recherchieren. Unsere Familie hat ein Motto: Anderen zu helfen ist das Nobelste, was du im Leben tun kannst.

SK: Welchen Bezug haben diese Ereignisse zu Ihrem gegenwärtigen Stress und den Migräneattacken?

Tracy: Manchmal verliere ich den Mut, vor allem, wenn ich an Feiertagen arbeiten muss. Dann gibt es immer so viele Patienten mit Schuss- oder Stichwunden oder Opfer anderer überflüssiger Gewaltakte unserer modernen Gesellschaft. Ich wünschte, es wäre anders. Jetzt wird mir klar, dass meine Ururururgroßmutter mit genau demselben konfrontiert wurde – wenn auch noch schlimmer. Wir wollen Veränderung, und danach sollten wir streben und um Frieden beten, aber in der Zwischenzeit müssen wir einander helfen, egal wie schlimm die Situation auch sein mag.

SK: Inwiefern beeinflusst dieses Wissen Ihre Entscheidung, wie Sie den Rest Ihres Berufslebens verbringen wollen?

Tracy: Ich bin für diesen Beruf gemacht. Ich kann ja als Unterstützung immer meine Reiki-Technik in die Notaufnahme mitbringen. Seit ich mit dem Meditieren angefangen habe, hatte ich keine Migräne mehr. Also weiß ich, dass ich sie unter Kontrolle bekommen kann, wenn ich es will, aber wenn ich sehe wie schwer meine Ahnin gearbeitet hat (sie weint) und wie sie gegen noch viel schlimmere Zustände angekämpft hat als die, an die ich gewöhnt bin, zeigt mir das, wie sinnvoll meine Arbeit ist, und ich weiß, dass sie die Leute nie im Stich gelassen hätte. Ich habe eine Gabe und werde glücklicher sein, wenn ich sie nutzen und meine Heilarbeit anwenden kann, um den Menschen auf einer tieferen Ebene als der rein medizinischen zu helfen.

SK: Lassen Sie zu, dass ein heilendes Licht alle Ereignisse zwischen dem Bürgerkrieg und heute überflutet und alle Familienmitglieder sowie alle anderen auf dem Schlachtfeld verwandelt. Lassen Sie zu, dass das Licht auch alle Ereignisse zwischen damals und heute heilt. Sagen Sie mir, wenn es sich besser anfühlt.

Tracy: Nachdem die Lichtstrahlen auf alle Beteiligten fielen, waren sie glücklicher, als wir den Ort wieder verlassen haben. Die Energie ist jetzt eine bessere.

Bis heute übt Tracy ihren Beruf als Krankenschwester aus, und ich weiß, dass wir alle davon profitieren. Manchmal hilft eine Rückführung, unsere Lebensfragen zu klären und uns daran zu erinnern, dass wir tatsächlich auf dem richtigen Weg sind.

Ein Schockerlebnis half Cliff, Nähe zu seinem Großvater aufzubauen

Cliff war ein erfolgreicher Banker und Geschäftsmann, der nach einem kürzlichen Schock über seinen Gesundheitszustand Klarheit über sein Leben fand. Er dachte daran, früher in den Ruhestand zu gehen, und wollte wissen, was er nach dem Aufgeben seiner lukrativen Karriere, der er über dreißig Jahre lang sein Leben gewidmet hatte, noch anfangen könnte.

»Ich hatte vor kurzem während der Arbeit ein Schockerlebnis«, erklärte Cliff. »Es ist nichts Ernstes passiert, aber ich bekam mehrere Herzuntersuchungen. Wir haben seit langem

Herzkranke in der Familie, und auch wenn mein Arzt sagte, dass derzeit alles in Ordnung zu sein scheint, brachte es mich zum Nachdenken. Vielleicht sollte ich ja doch etwas kürzertreten. Das Problem dabei ist: Ich habe keine Ahnung, wie ich das bewerkstelligen soll. Wenn ich noch ein paar Jahre weiterarbeite und erst später in Rente gehe, kann ich noch mehr in meinem Beruf erreichen. Ich habe zwar schon viel erreicht, aber es bleibt immer das nagende Gefühl, dass hinter der nächsten Ecke noch mehr, noch etwas Größeres, Besseres auf mich wartet. Es ist, als könnte ich nie genug bekommen. Ich will mich aber auch nicht zu Tode arbeiten. Wir brauchen das Geld nicht. Ich bin zwar längst erfolgreich, aber teilweise ist der Grund, warum ich nicht loslassen kann, in meiner Kindheit zu finden. Wir hatten damals kein Geld. Wir wuchsen arm auf, aber meine Eltern haben uns Kindern eine eiserne Arbeitsmoral mit auf den Weg gegeben, und das ist der Grund, weshalb ich das alles heute erreicht habe.

Zu der Zeit, in der meine Eltern aufwuchsen, ging man abends nicht nach Hause und machte Feierabend, so wie heute. Man hat sein ganzes Leben bis zum Tod gearbeitet. Aber meine Frau will reisen, und wenn wir es nicht jetzt tun, werden wir zu alt sein, um es noch genießen zu können – oder noch schlimmer: nicht mehr gesund genug sein. Man kann nicht planen, was in der Zukunft sein wird, aber wenn ich aus der Firma ausscheide, brauche ich dafür meinen Seelenfrieden.«

Während unserer Session suchte Cliff ein früheres Leben vor vielen Jahrhunderten auf:

SK: Was erleben Sie?

Cliff: Ich bin in Indien. Ich bin in der Ära von Alexander dem Großen beim Militär. Ich bin ein hoher Offizier; mein Rang entspricht ungefähr dem eines heutigen Generals. Ich bekomme Respekt und habe den Befehl über Hunderte von Soldaten, die in einer Schlacht kämpfen.

SK: Welchen Bezug hat Ihr Leben zu Zeiten von Alexander dem Großen zu Ihrem jetzigen Leben?

Cliff: Business ist ein Kampf. Ich habe immer getan, was ich musste, um erfolgreich zu sein, nur dass in meinem jetzigen

Leben dafür niemand getötet wurde. Manchmal muss man anderen aber auf die Zehen treten, um im Leben weiterzukommen.

SK: Gehen Sie zu einem früheren Zeitpunkt im Leben des Generals zurück, zu einem wichtigen Ereignis, das Ihnen noch mehr Einsichten in Ihre Seelenreise vermittelt. Kommen Sie da jetzt an. Wo befinden Sie sich?

Cliff: Ich sehe eine enge Hütte voller Kinder. Es gibt kaum Geld oder was zu essen. Ähnlich wie in meiner jüngsten Kindheit. Es zeigt mir nur, dass der Startpunkt im Leben egal ist. Mit Willenskraft kann man Großes erreichen.

SK: Spulen Sie nun bis zum Todestag des Offiziers vor. Achten Sie darauf, wie er in die geistige Welt übergeht; tun Sie es jetzt. Schweben Sie in den friedlichen Raum zwischen den Leben. Was haben Sie dort herausgefunden?

Cliff: Kurze Zeit später bin ich in einer Schlacht gefallen – aber für was? Wir nahmen jedes mögliche Gebiet ein, und wir wurden auf eine besonders harte Auslandsmission nach Indien geschickt.

Cliff benutzte einen modernen Begriff für sein Dilemma in der fernen Vergangenheit. Bei einer *Hardship Tour* werden die Soldaten auf extrem schwierige Missionen geschickt und bekommen dafür Extrasold.

Cliff: Die Männer waren wütend, und ich hätte den Kurs gern geändert, aber ich konnte mich nicht meinem Befehl widersetzen und der Mission den Rücken kehren. Wenn man bei einem Militäreinsatz seine Pflicht nicht erfüllt, kann man gleich sein eigenes Todesurteil unterschreiben.

SK: Was haben Sie gelernt und wie können Sie es auf Ihr jetziges Leben anwenden?

Cliff: Im damaligen Leben konnte ich nicht weggehen. Jetzt habe ich die Wahl. Ich sollte etwas unternehmen, bevor ich in einer Schlacht, die ich nicht gewinnen kann, vom Stress umgebracht werde. Ich will mehr vom Leben als nur Arbeit. Was allein zählt, sind Liebe und Familie. Es gibt keinen lebensnotwendigen Grund, jetzt nicht aufzuhören, wo es mir gutgeht und es da draußen eine ganze Welt zu erkunden gibt.

Cliffs Seele verbrachte ihr Leben mit harter Arbeit und zahlte letztendlich den Preis dafür. Auch wenn es so schien, als hätte Cliff Antworten auf die Frage, ob er sich demnächst zur Ruhe setzen sollte, gefunden, spürte ich, dass es noch mehr gab, was er herausfinden musste. Aber was war das?

Vor Beginn unserer Session hatte Cliff kurz erwähnt, dass seine Mutter ein Jahr davor verstorben war. Als wir mit seiner Reise in das frühere Leben fertig waren, führte ich ihn an einen Ort, an dem er ihrem höheren Selbst begegnen konnte, um alles Unausgesprochene zu klären. Einen ähnlichen Prozess können Sie weiter hinten im Buch selbst durchführen. Die Seele seiner Mutter hatte ihm viel zu sagen und wollte ihm auch etwas zeigen. Cliff ging in die Zeit der Vorfahren seiner Mutter zurück und fand etwas Unerwartetes heraus:

SK: Wo sind Sie jetzt und welches Jahr haben wir?

Cliff: Ich bin in Irland, dem Land, aus dem meine Familie vor mehreren Generationen gekommen ist. Das genaue Datum kenne ich nicht.

SK: Was geschieht da gerade?

Cliff: Mein Ururgroßvater ist da. Er ist noch recht jung und hat ein Mädchen geschwängert. Er hat seine und ihre Familie entehrt. Das Mädchen wird aus der Gesellschaft ausgestoßen, und er darf sie nie wiedersehen. Was geschehen ist, ist schon schlimm genug, aber dazu kommt, dass sie aus einer tieferen Schicht kommt als er. Wie aus einer niedrigeren Kaste. Seine Familie sagt, sie sei nicht gut genug für ihn. Mein Vorfahre trägt sein Leben lang an dieser Schuld und an dem Glauben, er sei nicht gut genug. Er fühlt sich beschmutzt, obwohl sie über das Mädchen gesprochen haben. Die Familie hat sie verschwinden lassen. Er hat sie jedoch geliebt, und auch wenn er ohne sie weitergelebt hat, ist er nie ganz darüber hinweggekommen.

SK: Was für einen Bezug zu Ihrem jetzigen Leben gibt es?

Cliff: (zögernd, räuspert sich) Na ja, außer meiner Frau habe ich es nie jemandem erzählt. Meine Freundin an der Highschool wurde schwanger von mir, und auch sie wurde von ihrem Vater in ein Heim geschickt. Er hat mir verboten, jemals wieder

Kontakt zu ihr aufzunehmen. Das Kind habe ich auch nie gesehen, und ich habe nie herausgefunden, was aus ihnen geworden ist, aber ich habe mich das immer gefragt. Es ist ein komisches Gefühl, zu wissen, dass einer meiner Vorfahren in genau derselben Situation war.

SK: Bringen Sie Ihrem Vorfahren heilendes Licht und lassen Sie zu, dass das Licht Ihre ganze Familie überschwemmt, bis das Licht Sie alle mit Liebe und Frieden ausfüllt. Sagen Sie mir, wenn es sich besser anfühlt.

Cliff: (nach einer Weile) Ja.

SK: Hilft Ihnen dieses Wissen über Ihren Vorfahren in Ihrer jetzigen Situation?

Cliff: Doch, ja. Ich glaube, daher kommt meine Unentschlossenheit. Als ich sah, wie er sich wegen der Geschehnisse fühlte, wurde mir klar, dass ich bei dem, was mir passiert ist, dasselbe empfunden habe, nur habe ich es nie jemandem erzählt. Es ist so, als wollte ich diese Gedanken nicht zugeben.

Mehrere Jahre lang hörte ich nichts mehr von Cliff. Doch dann begegnete ich ihm zufällig auf einem Event, wo er mir Erstaunliches berichtete. Cliff war früh in Rente gegangen und genoss die Zeit, die er nun mit seiner Frau verbringen konnte. Wie er mir erzählte, hatten er und seine Frau keine Kinder. Sie wusste jedoch von dem Kind, dessen Vater er als Jugendlicher geworden war. Manchmal neckte sie ihn damit, dass sein Kind ihn eines Tages finden würde, und zu seiner Überraschung geschah genau das. Cliff hatte einen Sohn, der Mitte fünfzig war und beschlossen hatte, auf einer Website, auf der man Ahnenforschung betreiben kann, nach seinen leiblichen Eltern zu suchen.

Obwohl die Situation gewöhnungsbedürftig war, berichtete Cliff, dass alle glücklich darüber waren. Seine Frau und er hatten plötzlich Enkelkinder und eine neue, erweiterte Familie. Seine Entscheidung, früh in Rente zu gehen, bedeutete, dass er nun mehr Zeit für seine neue Familie hatte, und die Erfahrung, seinen Sohn kennenzulernen, hatte das Leben der Eheleute bereichert. Ein glückliches Ende, das letztendlich die Wogen des Schicksals glättete. Cliffs Ururgroßvater hätte sich sicher gefreut.

Sein schwaches Selbstwertgefühl bescherte Kay ein Magengeschwür

Äußerlich wirkte Kay, als hätte sie alles, was man sich nur wünschen kann: einen guten Job, Selbstbewusstsein und eine nette Familie. Doch in ihrem Inneren sah es ganz anders aus.

»Ich habe Probleme mit meinem Selbstwertgefühl«, gab sie zu. »Mir ist zu wichtig, was andere über mich denken, und das macht mich unglücklich. Ich nehme seit Jahren Antidepressiva, und oft bin ich von einer dicken Nebelwolke der Traurigkeit umgeben, die immer dunkler wird, je mehr ich so tun muss, als sei ich glücklich. Mittlerweile ist es so schlimm, dass ich ein Magengeschwür habe. Ich weiß zwar, dass mein Körper sich selbst heilen kann, aber das kann er erst, wenn ich meine Gedanken und das, was in meinem Inneren brodelt, ändere. Verstehen Sie mich bitte nicht falsch: Ich bin dankbar für alles, was ich habe, und mir ist klar, dass ich gesegnet bin – was alles nur noch schlimmer macht. Ich weiß, dass ich nicht so empfinden dürfte, aber ständig hängt diese dicke Nebelwolke über mir – wie etwas, was über mein eigenes Leben hinausgeht. Eigentlich müsste ich glücklich sein, aber ich finde aus der Misere einfach nicht mehr heraus. Und deswegen möchte ich eine Rückführung versuchen, um zu sehen, ob es etwas in meiner Vergangenheit gibt, was geklärt werden muss.«

Liebe ist das einzige Reale auf der Welt, aber als Menschen zeigen wir häufig das Gegenteil von Liebe, und das kommt entweder in Form von Traurigkeit oder Wut zum Ausdruck. Kay war zwar eine ganz liebe Person und kein bisschen wütend, doch unterschwellig strahlte sie Trauer aus, die andere wohl nicht spürten. Während unseres Gesprächs schimmerte sie jedoch durch. Rückführung ist die perfekte Methode, um zur Wurzel eines solchen Dilemmas vorzudringen und einen helleren Weg zu erschaffen. In Hypnose versuchte Kay, Zugang zu ihren eigenen früheren Leben zu bekommen, um das ursächliche Ereignis zu finden. Doch stattdessen stieß sie auf etwas ganz anderes:

SK: Wo und in welchem Jahr befinden Sie sich?

Kay: Amerika, im Jahr 1835.

SK: Sind Sie ein Mann oder eine Frau?

Kay: (hält einen Augenblick inne) Ich bin nicht da. Ich sehe jemand anderen.

SK: Wen?

Kay: Eine Frau, ungefähr Mitte zwanzig.

SK: Welche Verbindung hat sie zu Ihnen?

Kay: Ich bin mir nicht sicher.

Wenn bei Klienten manchmal andere Erinnerungen als die, zu denen ich ihnen Zugang verschaffen will, auftauchen, erkunden wir trotzdem diesen Weg, weil alles, was in einer Session an die Oberfläche kommt, einen Grund hat.

SK: Okay. Was passiert gerade mit der Frau, die Mitte zwanzig ist?

Kay: Sie sitzt in einem Zugabteil und ist extrem traurig. Ihre Eltern sind tot, und sie ist gezwungen, einen viel älteren Mann zu heiraten. Sie ist durch die Ehe zwar zu Wohlstand gekommen und hat vier Kinder, aber sie schämt sich ihr Leben lang. Sie fühlt sich beschmutzt, in die Ehe gezwungen, um zu überleben. Hätte sie nicht geheiratet, dann wäre es ihr schlecht ergangen, und deswegen sollte sie eigentlich froh sein, aber das ist sie nicht. Ihre Beschämung wurde an die Kinder weitergereicht.

SK: Und diese Frau waren nicht Sie?

Kay: Nein. Das bin nicht ich. Ich fühle, es ist eine Verwandte von mir.

SK: Von welcher Seite der Familie?

Kay: Von meiner Mutter. Eindeutig von ihrer Seite.

SK: Warum taucht das jetzt auf?

Kay: Mein Gefühl, nicht glücklich zu sein, scheint irgendeinen Bezug zu ihr zu haben, so als hätte sie das Gefühl weitergegeben. Es war ihr wichtig, was die Leute über sie dachten, und das hat an ihr genagt. Und jetzt geht es mir genauso.

SK: Stellen Sie sich vor, Sie hätten ein energetisches Band, das aus Ihrem Sonnengeflecht kommt und Sie beide miteinander verbindet. Lassen Sie Ihren Engel dieses Band jetzt durchschneiden. Ihr Engel schickt Ihnen beiden und allen Mitgliedern Ihrer Familie heilendes Licht. Das Licht strömt in Ihren Bauch hinein und löst alle Anspannungen auf, und es heilt auch Ihre Mutter. Spüren Sie, wie das Licht heilt und die Schamgefühle auflöst, und sagen Sie mir, wenn es sich besser anfühlt.

Kay: Ja, es ist schon besser.

SK: Ist es in Ordnung, die Energie jetzt loszulassen?

Kay: Ja.

Nachdem Kay das Band zerschnitten hatte und das heilende Licht die Situation beruhigt hatte, musste ich die wichtigste Frage von allen stellen.

SK: Ist die Situation im 19. Jahrhundert das Ereignis, das die Probleme in Ihrem jetzigen Leben verursacht?

Kay: Nein.

SK: Stellen Sie sich vor, Sie und Ihr Engel könnten jetzt noch weiter in die Vergangenheit zurückreisen, bis Sie bei der wahren Ursache dieser Probleme angelangt sind. Kommen Sie da nun an. Achten Sie darauf, was vor sich geht. Wo befinden Sie sich?

Kay: In Schottland.

SK: Gut. Welches Jahr haben wir?

Kay: Das 14. Jahrhundert.

SK: Sehr gut. Was geht im 14. Jahrhundert in Schottland vor?

Kay: Vielleicht bilde ich es mir nur ein, aber ich sehe einen jungen Mann, der in einer brutalen Armee kämpft.

SK: Welchen Bezug hat die Situation zu Ihnen?

Kay: Ich fühle, dass er ein Vorfahre ist. Vielleicht fantasiere ich auch bloß. Ich weiß, dass meine Mutter unsere Ahnentafel recherchiert hat, und sie kamen alle aus Schottland.

Meine Klienten äußern oft die Befürchtung, die Reise würde nur ihrer Fantasie entspringen. Ich versuche, die Menschen durch diese

Gedanken hindurchzuführen, weil Bilder nie grundlos hochsteigen und der Schlüssel zur Heilung sein können. Denken Sie daran, woher unsere Träume kommen. Auch sie sind häufig surreal, doch alle Vorstellungen unseres Geistes haben einen Grund und sollten ernstgenommen werden.

SK: Ich kann verstehen, dass es sich so anfühlt, als würden Sie es sich nur einbilden. Das ist völlig in Ordnung. Stellen Sie sich vor, Sie könnten trotzdem in die Situation hineingehen. Was geschieht dort?

Kay: Es herrscht Tod und Verwüstung. Er hat hart gekämpft, aber er konnte seine Familie nicht retten.

SK: In welcher Hinsicht wirkt sich dieses Geschehen auf Sie heute aus?

Kay: Der Schlüssel ist das Gefühl, versagt zu haben. Diese Energie wurde über die Generationen weitergegeben und hat sich bei jedem in unserer Familie auf unterschiedliche Weise gezeigt. Meine Mutter kämpfte ständig gegen ihr schwaches Selbstbewusstsein an und fühlte sich geistig unterlegen. Das hat sie an ihre Kinder weitergegeben. Erfolglos zu kämpfen ist auch ein Thema. Uns fällt nie was in den Schoß. Wir kämpfen ständig um dies oder das.

SK: Stellen Sie sich vor, Sie könnten zum höheren Selbst Ihres Vorfahren sprechen. Schicken Sie ihm heilendes Licht und fragen Sie ihn, was er braucht, um sich besser zu fühlen und die Situation loszulassen.

Kay: Er will, dass die Familie ihm verzeiht. Er glaubt, er sei für ihren Tod genauso verantwortlich, als hätte er sie selbst getötet.

SK: Können Sie ihm sagen, dass das nicht wahr ist? Dass er sein Bestes gegeben hat und ihn keine Schuld trifft?

Kay: (einen Augenblick später) Gut. Ich habe es ihm gesagt.

SK: Fühlt er sich jetzt ein bisschen besser?

Kay: Ja, aber er will immer noch die Absolution für das, was er für seine Sünden hält. Er entschuldigt sich immer wieder und will nicht, dass sein Versagen die Familie immer noch beeinträchtigt.

SK: Können Sie ihm noch einmal sagen, dass ihm verziehen wurde?

Kay: Ja.

SK: Und kann er es akzeptieren?

Kay: Ja.

SK: Gut, dann senden Sie jetzt ein strahlendes weißes Licht, das das Schlachtfeld einhüllt und das Leid dieser Ereignisse wegwäscht. Sehen Sie, wie sich Ihr Vorfahre erhebt; er ist von der Last befreit, und sagen Sie mir, wenn es sich besser anfühlt. Lassen Sie ein wunderschön helles Licht auf die Ereignisse fließen und alle Beteiligten heilen. Erweitern Sie die Heilung auf alle Vorfahren aus dieser Zeit bis zu Ihrer heutigen Familie. Stellen Sie sich vor, dass jedes Ereignis zwischen damals und heute im Licht der Vergebung vollkommen ins Gleichgewicht gebracht wird. Sagen Sie mir, wenn es sich besser anfühlt.

Kay: (ein paar Minuten später) Gut, jetzt geht es ihm besser, und auch allen anderen scheint es besserzugehen.

Während dieser Session begab sich Kay nicht in ihre eigenen früheren Leben. Die Klienten suchen immer den Ort auf, an den sie gehen müssen, um zu heilen. Zum Glück weist uns unser höheres Selbst gekonnt die richtige Richtung. Ich habe zwar nie wieder etwas von Kay gehört, aber ich hoffe, dadurch, dass sie die Verbindung zu ihren Vorfahren aufnahm und die Ursache ihrer Selbstwertprobleme erkannte, konnte sie mit gestärktem Selbstbewusstsein im Leben weitergehen und glücklich werden.

Zusammenfassung

Bei körperlichen Beschwerden ist es absolut notwendig, einen Arzt aufzusuchen. Die Rückführung in frühere Leben und die Leben unserer Vorfahren kann bei der Suche nach den tieferliegenden Ursachen körperlicher Symptome hilfreich sein, so dass sie hoffentlich überwunden werden. Wenn man mit den Ahnen zusammenarbeitet, hilft das allen zu allen Zeiten und kann dem, der sich auf diese Reise begibt, oft die notwendige körperliche Heilung bringen. Als Nächstes untersuchen wir Fälle, bei denen eine der größten Herausforderungen für uns Menschen eine wesentliche Rolle spielt: unsere Gefühle.

Kapitel 3

Die emotionale und spirituelle Heilung

In diesem Kapitel beschäftigen wir uns mit noch interessanteren Fällen, in denen Klienten Lösungen und Erkenntnisse erhielten und von ihren emotionalen Problemen befreit wurden, weil sie an der positiven Veränderung der Situation ihrer Vorfahren gearbeitet haben.

Gefühlsprobleme sind zweifellos die Hauptursache, warum so viele Menschen spirituellen Rat suchen und die Rückführung in ein früheres Leben wagen. Was nicht alle Leute verstehen ist die Tatsache, dass negative Emotionen womöglich unmittelbar aus den Erfahrungen unserer Vorfahren übertragen wurden, wenn sie in unserem eigenen Leben auftreten. Indem wir das Licht der Heilung an unsere Vorfahren senden, lassen sich anhaltende Veränderungen und dramatische Verbesserungen erreichen, wie meine nächsten Klienten herausfanden.

Ebenso können unsere Vorfahren häufig unseren spirituellen Weg ausleuchten und uns helfen, unsere Aufgabe in unserem jetzigen Leben noch klarer zu definieren, indem wir die Menschen, die vor uns gelebt haben, auf ihrem Lebensweg begleiten.

Joyce hatte Angst vor ihren übersinnlichen Fähigkeiten

Joyce war eine Büroangestellte, die zwar zu gerne professionelle Readings gegeben hätte, doch eine tief sitzende Angst hielt sie davon ab, ihre Leidenschaft umzusetzen.

»Ich lege zu gerne Tarotkarten«, erklärte sie. »Alle sagen, meine Readings seien besser als die professioneller Kartenleger.«

»Warum machen Sie nicht bei einer parapsychologischen Veranstaltung mit oder richten eine Website ein?«, fragte ich sie.

Joyce seufzte. »Ich weiß auch nicht. Irgendwas hält mich davon ab. Ich habe so ein unheimliches Gefühl.«

Während ihrer Rückführung in ein früheres Leben bat ich Joyce, zum ursprünglichen Ereignis zurückzugehen, aus dem ihre intuitiven Fähigkeiten stammten. Ich fügte hinzu, dass sie das Erlebnis suchen solle, das ihre Angst erklären könnte:

SK: Wo befinden Sie sich jetzt und welches Jahr haben wir?

Joyce: Das Jahr kann ich nicht genau sagen, aber es ist irgendwann im Mittelalter auf den britischen Inseln.

SK: Gut. Sind Sie ein Mann oder eine Frau?

Joyce: Eine Frau.

SK: Was passiert dort gerade?

Joyce: Ich lebe in einem Dorf und arbeite hart, um meine Familie zu ernähren. Ich habe einen Mann und zwei kleine Kinder. Es ist ein hartes Leben. Wir haben nicht viel, aber ich verdiene etwas für Lebensmittel dazu, indem ich den Bauern helfe, die Ernte vorauszusagen, und die Leute berate. Sie kommen zu mir, weil ich mir damit schon einen Namen gemacht habe.

SK: Welchen Bezug hat dieses Leben auf Ihr jetziges Leben als Joyce?

Joyce: Ich habe immer noch dieselbe Fähigkeit. Mein Mann lacht immer, wenn ich ein Gewitter voraussage, weil ich es sogar noch vor den Wetterexperten weiß. Andere Sachen sage ich auch richtig voraus, zum Beispiel, als mein Schwager Krebs hatte, und ein paar andere harmlosere Diagnosen.

SK: Gehen Sie in Ihrem Leben im Mittelalter weiter nach vorne und achten Sie darauf, ob es irgendwelche Ereignisse gibt, die mit Ihrer Angst vor Ihren Fähigkeiten und Ihrem Zögern, sie anzunehmen, zu tun haben.

Joyce: Nein. In diesem alten Leben habe ich mich ganz und gar so angenommen, wie ich bin.

SK: Was haben Sie damals gelernt?

Joyce: Ich selbst zu sein. Man kann mehr für andere tun, wenn man seine Gaben authentisch anwendet.

SK: Können Sie erkennen, inwiefern dieses Leben Sie darin bestärkt, Ihr höchstes Potenzial in Ihrem jetzigen Leben zu erreichen?

Joyce: Ja, kann ich.

Die Situation klang unkompliziert, aber ich war mit ihren Antworten nicht zufrieden, da sie in unserem Vorgespräch eine so tief sitzende Angst gezeigt hatte und noch nichts von Bedeutung hochgekommen war. Der Erfolg einer Rückführung stellt sich dann ein, wenn die wahre Ursache der Probleme gefunden und geheilt wird. Mir war klar, dass wir noch andere Bereiche näher untersuchen mussten, um etwas Komplexeres zu finden, das ihr helfen würde, sich zu ändern und ihre Lebensaufgabe anzunehmen, indem sie ihre Begabung nutzte. Also beschloss ich, sie aufzufordern, noch weiter zurück in die Vergangenheit zu gehen.

SK: Ist diese Erfahrung der Ursprung der Probleme, die Sie mit Ihrer spirituellen Tätigkeit haben?

Joyce: Nein.

SK: Gehen Sie nun zu einem noch früheren Erlebnis in der Geschichte Ihrer Seele zurück, zu einem Ereignis, bei dem Sie Ihre Begabung nur unter Schwierigkeiten leben konnten. Kommen Sie jetzt da an. Achten Sie auf das, was passiert.

Joyce: (schreckt zusammen) Ich bin eine Zulu in Afrika.

SK: Gut. Wie sieht Ihr Leben als Zulu aus?

Joyce: Ich lebe in einem kleinen Dorf. Die Bewohner kommen zu mir und bitten mich um spirituellen Rat. Ich werfe Knochen und sage Ereignisse voraus. Es hat viel mit Ernten und dem Wetter und Krankheiten zu tun … ganz ähnlich wie jetzt auch.

SK: Wie hat sich dieses frühere Leben auf Ihr jetziges Leben ausgewirkt?

Joyce: Meine Begabungen sind zwar noch da, aber ich nutze sie in diesem Leben nicht mehr.

SK: Gehen Sie vor bis zum letzten Tag Ihres Lebens als Zulu. Kommen Sie nun dort an. Achten Sie darauf, wie Sie in die geistige Welt übergehen. Tun Sie das jetzt; schweben Sie in den liebevollen, friedlichen Raum zwischen den Leben. Was nehmen Sie als Erfahrungen aus Afrika mit?

Joyce: Wir sind auf der Welt, um anderen zu helfen.

SK: Gab es etwas in diesem früheren Leben, was sich negativ auf Sie ausgewirkt hat und Sie davon abhält, Ihre Begabung anzuwenden?

Joyce: Nein. Ich starb als ältere Frau, die von den anderen geachtet wurde. Ich habe alle geliebt, und alle haben mich geliebt.

SK: Bitten Sie Ihren Geistführer, Ihnen zu helfen, die Ursache zu finden, die Sie heute blockiert.

Es tat sich nichts. Ich rannte gegen eine Mauer, und Joyce konnte meine Frage nicht beantworten. Wie mir klar wurde, ließ sich die wahre Ursache nicht in ihren eigenen früheren Leben finden, und so führte ich sie in einen Raum, in dem sie auf ihren Geistführer und ihre Eltern traf:

SK: Stellen Sie sich vor, Sie sind bei Ihrem Geistführer und dem höheren Selbst Ihrer Eltern. Fragen Sie Ihren Vater und Ihre Mutter, ob einer von ihnen Heilung seiner Vorfahren benötigt. Achten Sie auf das, was sie sagen.

Joyce: Meine Mutter sagt Ja.

SK: Und was ist mit Ihrem Vater?

Joyce: Nein, nur meine Mutter.

SK: Ausgezeichnet. Stellen Sie sich vor, Sie, Ihr Geistführer und das höhere Selbst Ihrer Mutter würden durch eine Tür und über einen langen Lichtstreifen schweben, der die Vergangenheit Ihrer Ahnen mütterlicherseits darstellt. Gehen Sie rasch in die Vergangenheit bis zum wesentlichen Ereignis zurück. Kommen Sie nun dort an. Wo befinden Sie sich?

Joyce: In einem Schloss.

SK: Gut. Was geschieht dort?

Joyce: Ich sehe eine Frau in einem langen, fließenden Gewand. Dutzende von Leuten stehen herum. Wir befinden uns am königlichen Hof. Ich sehe den König und die Königin, die auf ihren Thronen sitzen und eine Art Gesellschaft überblicken.

SK: Wer ist Ihr Vorfahre oder Ihre Vorfahrin?

Joyce: Die Frau.

SK: Gehen Sie nun im Zeitraffer die Ereignisse durch und achten Sie auf das, was geheilt werden muss.

Joyce: Meine Vorfahrin war eine Seherin. Sie nähert sich dem König und versucht, ihn vor einem Verräter zu warnen. Sie hat ihm gesagt, dass seine engsten Verbündeten ihn ermorden wollten, aber er hat ihr nicht geglaubt. Er hat sie ausgelacht.

SK: Was ist dann geschehen?

Joyce: Es gab ein versuchtes Attentat, das dem, was sie beschrieben hatte, so sehr ähnelte, dass sie ... (sie weint). Es ist furchtbar! Sie haben sie weggebracht und hingerichtet.

SK: Wofür wurde sie bestraft?

Joyce: Man dachte, sie wäre Teil der Verschwörer, die ihn töten wollten, was sie natürlich nicht war. Sie war eine enge Beraterin des Königs und der Königin gewesen, doch am Ende wandten sie sich gegen sie, und sie hat dafür mit dem Leben bezahlt.

SK: Inwiefern wirkt sich das auf Ihre Familie in Ihrem jetzigen Leben aus?

Joyce: Die besonderen Fähigkeiten wurden an viele Frauen in unserer Verwandtschaft weitervererbt. Die meisten von ihnen versuchten über die Jahrhunderte, ihre Gabe zu verbergen, um zu überleben. Es ist, als wäre die Angst vor Verfolgung in unsere DNS eingebaut.

SK: Welche Auswirkungen hat das auf Sie persönlich?

Joyce: Ich fürchte mich vor dem, was ich sehe und weiß, und ich habe meine Fähigkeiten nicht so eingesetzt, wie ich es könnte, wenn ich keine Angst hätte.

SK: Sehr gut. Stellen Sie sich vor, dass Ihr Geistführer Ihrer Vorfahrin ein prächtiges heilendes Licht schicken kann, das diese Energie heilt, und achten Sie darauf, wie das Licht in Ihre Mutter strömt und wie es ihr höheres Selbst erhellt und erstrahlen lässt. Dann dehnt sich das Licht auch auf Sie aus und fließt durch jede Zelle Ihres Körpers. Beachten Sie, dass das Licht alle Familienmitglieder von der fernen Vergangenheit bis zum heutigen Tag heilt. Sagen Sie mir, wenn es sich besser anfühlt.

Joyce ließ die negativen Assoziationen, mit denen die Anwendung ihrer Begabungen besetzt war, energetisch los. Das Widerstreben, die eigene Intuition aktiv zu nutzen, findet sich ziemlich häufig bei meinen Klienten. In früheren Zeiten wurden die Menschen mit Sicherheit oft getötet, weil sie »anders« waren. Heutzutage verursacht die Angst vor der Ablehnung der Gesellschaft starke Gefühle, die den damaligen Horror vor der tödlichen Strafe widerspiegeln.

Rückführungen in frühere Leben und genealogische Rückführungen können unglaubliche Veränderungen bewirken, indem sie die Ursache solcher Gefühle aufdecken und sie ein für alle Mal begraben. Einige Zeit nach Joyces Session bedankte sie sich bei mir und schrieb, dass sie nun endlich bei einer parapsychologischen Veranstaltung in ihrer Stadt mitmachte und ihre Sessions viel Zuspruch bekamen. Wenn wir unsere Gaben und Talente nach unseren Möglichkeiten nutzen, wird unser Leben glücklicher.

Interessanterweise glaubten die Mitglieder des Stamms der Zulu fest daran, wie wichtig es ist, unsere Vorfahren zu ehren. Als ich erneut von Joyce hörte, nutzte sie mittlerweile ihre latenten Fähigkeiten voller Selbstvertrauen, indem sie Readings und Heilungen anbot. Sie wirkte glücklicher, weil sie nun wusste, dass ihre Arbeit anderen tatsächlich weiterhalf. Sie entwickelte eine moderne Form ihrer früheren Methode, Knochen zu werfen, die unter ihren Klienten recht beliebt war. Ihre Geschichte ist ein gutes Beispiel dafür, wie Menschen sich an Begabungen aus früheren Leben erinnern, Ängste loslassen und eine echte Gabe annehmen können – eine Gabe, die vom Wissen ihrer Seele und dem Erbe ihrer Vorfahren kommt.

Noels gebrochenes Herz wird zu ihrem Weihnachtssegen

In der Einleitung habe ich eine Veranstaltung erwähnt, bei der Klienten mehr über die DNS erfahren wollten. Die Teilnehmer mit den meisten Fragen wollten alle mehr Einzelheiten über ihre Vorfahren wissen. Kann man es ihnen verübeln? Als Noel sich von mir einen Termin geben ließ, verriet sie mir anfangs nicht, dass sie adoptiert worden war. Sie suchte mich traurig und verwirrt auf, nachdem ihre Beziehung in die Brüche gegangen war.

> »Meine Eltern sind glücklich verheiratet, aber ich kann machen, was ich will – ich schaffe es einfach nicht, einen Partner zu finden, der bei mir bleibt. Vielleicht ist es ja naiv von mir, zu glauben, es müsste mir doch leichtfallen, Liebe zu finden, weil meine Eltern mir ein gutes Vorbild waren. Ich kann an ihnen sehen, wie toll eine gute Beziehung sein kann. Ich habe schon alles Mögliche versucht – ich habe mich so gegeben, wie ich bin, ich habe faule Kompromisse gemacht, aber am Ende hat es nie funktioniert. Ich will sehen, ob ich irgendwas tun kann, um mich oder meine Denkweise zu ändern, damit ich die Art von Liebe finde, die meine Eltern mir beim Heranwachsen gezeigt haben«, sagte Noel.

Ihr Wunsch klang simpel genug. Noel beschrieb ihre liebevollen Eltern in allen Einzelheiten und erklärte, dass sie sie nach ihrem liebsten Feiertag genannt hatten, da sie an Weihnachten »angekommen« war. Ich machte eine Bemerkung darüber, dass sie ein Dezemberbaby war und wie nervig das in Hinsicht auf Geschenke sein musste. Da rückte sie mit ein paar Einzelheiten heraus, die wesentlich waren, um ihr bei ihrem Beziehungsproblem weiterzuhelfen.

> »Eigentlich bin ich im Oktober geboren«, sagte sie. »Meine Eltern haben mich um Weihnachten herum adoptiert und mich deswegen Noel getauft. Sie haben mich immer ihr Weihnachtsbaby genannt, obwohl ich nicht an Weihnachten geboren bin.«

Während der Session arbeitete ich an Noels eigenen früheren Leben, um nach einer möglichen Ursache für ihre Beziehungsprobleme zu suchen. Sie fand Energieheilung interessant und ging in mehrere frühere Leben zurück – in eines während der Zeit der irischen Kelten und in eines in einem abgelegenen Dorf in Australien, wo sie intuitiv

Medizinpflanzen für die Dorfbewohner auswählte. Nichts deutete jedoch auf schlechte Beziehungen hin, abgesehen davon, dass sie anscheinend eine Einsiedlerin gewesen war, die lieber vielen Menschen half, als in einer Beziehung zu leben.

Noel erwähnte die Tendenz, zu viel Überstunden zu machen, und stellte fest, dass dies auf der Reise ihrer Seele immer ein Thema gewesen war. Sie gab zu, dass es in ihrer letzten Beziehung ein Problem gewesen war, und äußerte den Wunsch, das zu heilen, um mehr Zeit für einen zukünftigen Partner zu haben. Wir machten an dieser Stelle etwas Heilarbeit, um Platz für einen anderen Menschen in ihrem Leben zu schaffen. Obwohl wir weiterkamen, spürte ich intuitiv, dass wir noch nicht die wahre Ursache ihres Problems gefunden hatten – das Ereignis, das eine Veränderung herbeiführen würde. Nach einiger Zeit fühlte ich intuitiv, dass Noel ihren leiblichen Eltern begegnen musste.

SK: Seien Sie jetzt bei Ihren leiblichen Eltern. Machen Sie sich bewusst, dass es deren höheres Selbst ist. Unterhalten Sie sich mit ihnen. Spüren Sie die Liebe, die sie Ihnen entgegenbringen, und fragen Sie sie, ob es etwas gibt, was Sie zum jetzigen Zeitpunkt wissen müssen.

Noel: (weinend) Sie sagen, es tut ihnen leid, und sie wollen, dass mein Leben besser wird als das, was sie mir hätten geben können. Sie waren noch zu jung, um mich großzuziehen.

SK: Können Sie ihnen verzeihen?

Noel: Ich war nie wütend auf sie. Meine Adoptiveltern haben ganz offen mit mir geredet und mir immer gesagt, dass meine Eltern bei meiner Geburt selbst noch Kinder waren. Jetzt umarme ich sie und lasse sie wissen, dass alles in Ordnung ist.

SK: Sehr gut. Sagen Sie mir, wenn Sie sich alle ausgesprochen haben.

Noel: Ja, jetzt sind wir fertig, und es geht ihnen besser, weil sie wissen, dass ich es ihnen nicht übelnehme.

Noels Einstellung beeindruckte mich. Sie tröstete ihre leiblichen Eltern, statt sich von ihnen trösten zu lassen. Durch die Heilung wurde die Energie, die sie umgab, entspannter und schien eine Veränderung zu bewirken. Wenn Sie adoptiert wurden oder nicht bei Ihren leiblichen

Eltern aufgewachsen sind, können Sie sich weiter hinten im Buch auf eine ähnliche Reise begeben.

Wir mussten nun herausfinden, warum Noels Beziehungen immer wieder scheiterten, und daher fragte ich sie, welcher ihrer leiblichen Elternteile am dringendsten Heilung brauchte. In diesem Augenblick trat ihr Vater vor. Dann geschah Folgendes:

SK: Stellen Sie sich vor, Ihr Engel könnte mit Ihnen und Ihrem Vater in die Vergangenheit schweben bis hin zu einem ursprünglichen Ereignis in der Geschichte seiner Vorfahren, das Ihnen bei Ihren Beziehungsproblemen am meisten helfen wird. Kommen Sie jetzt da an. In welcher Situation und wo befinden Sie sich?

Noel: Ich bin nicht sicher. Es ist in der Frühzeit, ungefähr in der Zeit der Höhlenmenschen – prähistorisch.

SK: Gut. Was geschieht gerade?

Noel: Da ist ein Mann. Er sieht aus wie ein Neandertaler und ist mit seiner Partnerin zusammen, aber dann geht er weg, um zu jagen. Er verläuft sich und kommt nie mehr zurück. Die Frau ist allein mit dem Baby und fragt sich, wo er bleibt. Sie muss für sich selbst sorgen.

SK: Gut. Welchen Bezug hat dieses Ereignis zu Ihrem jetzigen Leben?

Noel: Mein Vater war zwar jung, aber es fällt ihm auch schwer, eine feste Beziehung einzugehen. Er wuchs ohne Vater auf, und sein Großvater war auch nicht für seinen Vater da. Es ist ein Muster, das sich auf der Seite meines Vaters durch die Generationen zieht. Die Frauen bleiben allein zurück und nichts ist beständig.

SK: Wie wirkt sich das auf Ihre eigenen Beziehungen aus?

Noel: Auch wenn ich kein Mann bin, muss ich zugeben, dass ich diejenige bin, die sich zurückzieht. Ich habe eine Seite, die es nicht auf Dauer mit jemandem aushält. Das habe ich von der Familie meines Vaters übernommen. Ich jammere zwar über meine Beziehungsprobleme, und manchmal tue ich so, als sei der andere schuld, aber in Wirklichkeit bin ich diejenige, die Nein sagt.

Ich will nicht verletzt werden, aber es ist nicht nur das. Ein Teil von mir kann bei keinem Partner bleiben. Es ist, als könnte ich nichts dagegen tun.

SK: Sind Sie bereit, dieses alte Verhaltensmuster loszulassen, damit Sie eine dauerhafte Beziehung zulassen können?

Noel: Ja!

Wir führten eine Heilung aller Verwandten ihrer Familie durch und zerschnitten die Bänder zur alten Energie der Vergangenheit. Wir alle haben tiefere Verhaltensmuster, die wir entweder von unseren eigenen früheren Leben oder den Einflüssen unserer Vorfahren mit uns herumtragen, und jeder von uns hat die Möglichkeit, alte Verhaltensweisen loszulassen und neue Entscheidungen zu treffen. Aber das ist leichter gesagt als getan. Es ist jedoch möglich, Dinge zu ändern, und alles kann sich weiterentwickeln, wenn wir uns darauf konzentrieren und bemühen. Ich freute mich sehr über Noels neues Selbstbewusstsein, und als sie mit der Session fertig war, war ich überzeugt, dass sie tatsächlich den Ursprung ihres Problems gefunden hatte und die notwendigen Veränderungen umsetzen würde.

Ganz egal, was in einer Session passiert – am Ende muss der Klient an sein Ergebnis glauben und von nun an im Leben auf seinen eigenen Rat hören. Einige Zeit später begegnete ich Noel auf einer Ausstellung und lernte ihren neuen Freund kennen. Beide wirkten glücklich, und auch wenn ich nicht weiß, was aus dieser Beziehung wurde, hoffe ich doch, dass sie das dauerhafte Glück gefunden hat, das sie so sehr verdient.

Dillon entdeckte sein Mitgefühl für seinen strengen Vater

Während einer Rückführung in ein früheres Leben führe ich meine Klienten zurück zu dem frühesten Zeitpunkt, an dem sie von einer Heilung profitieren können. Indem sie sich mit etwas in der Vergangenheit auseinandersetzen, das sich positiv auf die Zukunft auswirken kann, lässt sich eine dauerhafte Veränderung erreichen. Dafür muss man nicht immer zurück in ein anderes Leben gehen. Man kann schon effektive Heilung erreichen, wenn man zu Ereignissen in der Vergangenheit des jetzigen Lebens zurückkehrt. Das ist bei vielen genealogischen Rückführungen, die ich durchführe, der Fall. Die Veränderungen haben häufig mit einer Erfahrung eines Elternteils in seinen jungen Jahren zu tun, die abgeheilt werden muss.

Ich glaube seit jeher daran, dass die meisten Seelen gut sind und dass die Leute meistens das Beste tun, zu dem sie zu diesem Zeitpunkt fähig sind. Diese Version des Besten zeigt nicht immer die erhofften Ergebnisse, und um dieses Thema drehen sich viele meiner Sessions mit Klienten, während sie versuchen, die rauen Wellen des Verzeihens zu reiten, die zur echten Evolution der Seele führen können.

Wir alle lernen aus Erfahrungen und Vorbildern, und manchmal hatten Eltern keine guten Vorbilder. Statt diese zu überwinden und es besser zu machen, werden ungesunde Muster häufig wiederholt und von einer Generation zur nächsten weitergereicht.

Viele Menschen finden bestimmte Ereignisse aus der Vergangenheit unverzeihlich. Es gibt keine Entschuldigung für schlechtes Verhalten, aber wenn man an der Wut und der Weigerung, am Ende nachzugeben, festhält, leidet derjenige, der nicht verzeihen kann, am meisten von allen.

Die meisten Rückführungen zum Thema Verzeihen, bei denen ich anderen behilflich bin, finden in der Fantasie und nicht mit den realen Beteiligten statt. Es ist ein unglaubliches Gefühl, wenn wir mehr Licht hereinlassen und die festgefahrenen Muster, die uns herunterziehen, loslassen, indem wir das heilende Licht in unserem Geist anderen schicken. Wenn wir unseren Eltern mit Mitgefühl gegenübertreten können und versuchen, die Seite von ihnen zu heilen, die bisher gelitten hat, können wir echte Fortschritte machen. Wir alle projizieren uns selbst in Lebenssituationen hinein. Wenn wir in uns gehen und unsere Betrachtungsweise verändern können, muss sich auch unser Umfeld ändern und sich im Licht unseres neuen Bewusstseins weiterentwickeln.

Dillon suchte mich nach der Geburt seines ersten Kindes, eines Jungen, auf. Er wollte eine Rückführung versuchen, weil er auf keinen Fall alte Verhaltensmuster, die er von seinem sehr strengen Vater kannte, wiederholen wollte, und strebte vorsorglich spirituelle Arbeit an, um Probleme zu heilen, noch bevor sie in der physischen Welt auftreten konnten.

»Mein Vater war kein schlechter Mensch«, sagte er. »Er hat uns mit dem Gürtel vertrimmt, wenn wir die Regeln auch nur im

Geringsten übertraten. So war das damals halt, deswegen nehme ich es ihm nicht übel. Heute ist es nicht mehr so wie früher. Ich will dafür sorgen, dass ich es bei meinem Sohn anders mache. Meine Frau hat ein butterweiches Herz. Sie würde es nie zulassen, dass ich meinen Sohn in irgendeiner Weise bestrafe, außer ihn verbal in die Schranken zu weisen. Ich will meinen Sohn zwar schon erziehen, aber gleichzeitig will ich nicht zu streng sein. Hauptsache, meine Familie ist glücklich und aus meinem Sohn wird ein guter Mensch. Sie bedeuten mir alles.«

Dillon begegnete seinem Vater, und gemeinsam reisten sie zurück in die Vergangenheit. Doch statt zu versuchen, Zugang zu den Ereignissen seiner väterlichen Vorfahren zu erhalten, begab er sich in die raue Kindheit seines Vaters:

SK: Gehen Sie zu einem wichtigen Moment in der Kindheit Ihres Vaters zurück, der sein Verhalten am besten erklärt. Kommen Sie jetzt da an. Achten Sie auf das, was passiert.

Dillon: Er ist noch klein – vielleicht drei oder vier, und er weint. Sein Vater schreit ihn an und sagt ihm, er solle still sein.

SK: Wie fühlt er sich?

Dillon: Er hat Angst. Seine Mutter versucht, dem Vater zu sagen, er soll aufhören zu schreien, aber das macht alles noch schlimmer. Jetzt weint er noch heftiger, und jetzt wird er geschlagen – regelrecht verprügelt.

SK: Lassen Sie zu, dass Ihr Engel den kleinen Jungen mit Licht überflutet, das seine Tränen wegschwemmt, und sagen Sie mir, wenn sich alle ruhig und friedlich fühlen.

Dillon: Ja, jetzt ist es besser.

SK: Sehr gut. Stellen Sie sich vor, Sie nehmen die Verbindung zu Ihrem Großvater auf und gehen mit ihm in seine Vergangenheit, seine eigene Kindheit zurück. Kommen Sie nun dort bei einem wesentlichen Ereignis an, das die harten Prügelstrafen erklärt, und achten Sie darauf, was geschieht.

Dillon: Er ist ein kleiner Junge auf einer Farm. Er hat ältere Geschwister, und sein Vater schreit alle an. Das macht ihm Angst.

SK: Lassen Sie zu, dass das Licht alle überflutet und die Situation heilt und auflöst. Folgen Sie seinem Vater in dessen Vergangenheit. Achten Sie darauf, was passiert.

Dillon: Wir sind noch auf derselben Farm. Ich vermute, sie ist seit Generationen in Familienbesitz. Auch er wird bestraft. Sein Vater schlägt ihm auf den Kopf, weil er einen Fehler gemacht hat. Er ist in einer Scheune und hat irgendwas falsch gemacht. Er wird geschlagen und weint, aber sein Vater verprügelt ihn noch heftiger und sagt, Männer würden sich nicht so benehmen.

SK: Lassen Sie zu, dass das weiße Licht das Ereignis heilt. Schicken Sie Ihrem Urgroßvater, dem Großvater und Ihrem Vater dieses heilende Licht. Achten Sie darauf, dass das Licht durch all Ihre Vorfahren bis zu Ihrem Vater strömt, und spüren Sie das Licht, während es in Ihre Fußsohlen hineinfließt und bis hinauf in Ihren Kopf strömt. Es strahlt in jede Körperzelle, jeden Teil Ihres Wesens, und erhellt alles. Sind Sie jetzt bereit, die Energie der Vergangenheit loszulassen und auf neue Weise weiterzuleben?

Dillon: Ja.

SK: Lassen Sie zu, dass das Licht durch Sie hindurchströmt, alle feindseligen Gefühle wegschwemmt und sie durch Liebe und Frieden ersetzt.

Wir schlossen die Heilung ab, und Dillon begab sich in die Zukunft seines jetzigen Lebens, wo er mit seinem Sohn eine zukünftige Erinnerung aufsuchte, in der er erlebte, wie er genau das richtige Maß an Disziplin ausübte. Dann erforschte er eine andere zukünftige Erfahrung, bei der sein Sohn zu einem wunderbaren jungen Mann heranwuchs. Auch wenn ich nie wieder etwas von Dillon gehört habe, bin ich guter Hoffnung, dass er mit seiner eigenen Familie besser umgehen konnte, da er es ganz bewusst wollte. Dillon hatte eine tolle Chance auf Erfolg, weil er offen für Veränderungen in seinem Leben war. Das ist der erste Schritt hin zu echter Heilung. Jeder, der bereit ist, über seine jetzigen Glaubenssysteme – insbesondere die von den Eltern übernommenen – hinauszugehen, zu forschen und sein Bewusstsein zu erweitern, reicht eine tolle Einstellung an zukünftige Generationen weiter.

Lucys mesopotamische Vorfahren halfen ihr, ihre Angst zu überwinden

Als Lucy mich aufsuchte, litt sie unter starken Angststörungen, für die es keinen offensichtlichen Grund gab. Wie viele meiner Klienten entschied auch sie sich nach allen möglichen Versuchen für die Rückführung in frühere Leben. Lucy hatte mehrere Sitzungen bei mir, und auch wenn sich ihr Zustand etwas besserte, hatte ich mir mehr erhofft.

> »Seit ich mich erinnern kann, leide ich unter Depressionen«, sagte sie. »Mein Arzt hat mir Antidepressiva verschrieben, aber ich werde davon irgendwie unruhig und mir wird schlecht. Ich habe mir ein anderes Mittel verschreiben lassen, aber davon wurde ich nervös, also habe ich aufgehört, sie zu nehmen. Ich ging auch zu einem Therapeuten, aber dadurch fühle ich mich nur noch schlechter. Ich habe einen guten Job, nette Freunde und eine Familie, die mich einigermaßen unterstützt. Mir ist klar, dass ich nicht jammern sollte, aber ich weiß nicht, was ich machen soll. Ich bin nicht sicher, wohin ich mich noch wenden kann.«

In Lucys erster Session machten wir zusammen ein paar Atemübungen und ich zeigte ihr, wie sie heilendes Licht durch den Körper strömen lassen kann, um ihr inneres Selbst zu beruhigen und sich friedlicher zu fühlen. Sich heilendes Licht vorzustellen und sich damit mit einem Schutzmantel zu umhüllen, ist für übersensible Leute oft hilfreich. Im letzten Buchteil können Sie dies selbst ausprobieren.

Lucy schien diese Methode zu helfen, wie sie selber sagte. Das war zwar großartig, doch wir hatten die Wurzel ihrer Ängste immer noch nicht gefunden. Gleich zu Anfang hatte sie erwähnt, dass ihre Eltern sie unterstützten, und daher hakte ich nicht nach, was ihre Ängste mit der Familie zu tun haben könnten. Sie hatte eine liebevolle Mutter, einen guten Vater und nichts Außergewöhnliches zu berichten. Nach einer Weile kehrte ich zum Hintergrund ihrer Familie zurück, um mehr Details zu erfahren.

> »Meine Eltern führen eine ziemlich gute Ehe«, berichtete sie. »Sie sind schon ewig zusammen. Ich spüre jedoch, dass mein Vater nicht immer so selbstbewusst ist, wie er tut. Er ist eher der ruhige Typ. Er spielt uns was vor, aber unter der Oberfläche ist

es so, als hätte er ein Geheimnis zu verbergen. Ich weiß, das klingt komisch. Es ist schwer zu erklären.«

Um der Sache auf den Grund zu gehen, beschloss ich, zu versuchen, Verbindung zum höheren Selbst ihres Vaters aufzunehmen. Lucy traf ihn und fragte ihn, ob er etwas aus der Vergangenheit ihrer Vorfahren heilen wollte. Und tatsächlich half das höhere Selbst ihres Vaters ihr, zu Ereignissen zurückzukehren, die vor ca. 5 000 Jahren stattgefunden hatten:

SK: Lassen Sie sich zu dem Zeitpunkt in der Vergangenheit der Vorfahren Ihres Vaters treiben, wo ein wichtiges Ereignis stattfand, das Ihnen am meisten helfen würde, Ihre heutigen Probleme zu verstehen. Kommen Sie nun da an. Wo sind Sie?

Lucy: Es klingt seltsam, aber ich würde Mesopotamien vor ungefähr 5 000 Jahren sagen.

SK: Gut. Was geht in Mesopotamien vor sich?

Lucy: Ich sehe Leute, die mit Feuer und Mineralien werkeln. Sie sind dabei, etwas herauszufinden; sie probieren aus, wie es funktioniert.

SK: Sehr gut. Wer sind die Leute und welchen Bezug haben sie zu Ihnen?

Lucy: Ich habe das Gefühl, sie sind frühe Vorfahren der Familie meines Vaters.

SK: Gut. In welcher Hinsicht bezieht sich das auf Ihre jetzige Situation und Angst?

Lucy: Ich stehe in letzter Zeit im Job unter starkem Druck. Ich arbeite für eine angesehene Werbeagentur, und momentan arbeite ich an einer Werbekampagne für einen Kunden, die unserer Firma einen Riesengewinn einbringen könnte. Mein Chef übt Druck auf mich aus, und ich kann nicht schneller liefern.

SK: Was hat das spezifisch mit Ihrem Vater zu tun?

Lucy: Er ist ein Künstler und arbeitet oft auf Provisionsbasis für reiche Leute, die ein Kunstwerk für ihr Haus haben wollen. In gewisser Weise zerstört es seine Kreativität, so arbeiten zu müssen, aber er kann sich auch glücklich schätzen, einer der wenigen Künstler zu sein, die von der Kunst wirklich leben können. Daher kommt seine stille Art. Er braucht Ruhe, um etwas zu erschaffen.

Wir schickten allen Beteiligten heilendes Licht und arbeiteten weiter daran, Lucy mit Techniken und der geistigen Ruhe vertraut zu machen, die ihr helfen würden, kreativ zu sein, ohne sich überwältigt zu fühlen. Wie sie sagte, fühlte sie sich besser, und einige Zeit später schickte sie mir eine E-Mail, in der sie berichtete, dass sie den Auftrag für die Firma erhalten und eine wohlverdiente Beförderung bekommen hatte. Auch die Atemtechniken und die Meditation, bei der sie sich mit einem Lichtwall umgab, der sie vor der Außenwelt schützte, halfen ihr, sich besser zu fühlen. Der Schlüssel des Erfolgs war für sie jedoch ihre neu entdeckte Verbindung zu ihren künstlerischen Wurzeln und die Fähigkeit, ihr Erbe anzunehmen, indem sie die lange Reihe kreativer Vorfahren in ihrem Stammbaum zu schätzen lernte.

An Craigs fünfzigstem Geburtstag wartete eine spirituelle Überraschung auf ihn

Unabhängig davon, ob Klienten zu ihrem eigenen früheren Leben zurückkehren oder ihren Ahnen Heilung bringen, liefert jeder Rückführungsprozess spirituelle Erkenntnisse. Craig beschloss, sich zum fünfzigsten Geburtstag eine Rückführung in frühere Leben zu schenken. Für ihn war es etwas Neues, etwas auf seiner Liste der Dinge, die er schon immer einmal tun wollte.

»Obwohl ich streng christlich erzogen bin, bin ich seit ich denken kann davon überzeugt, dass ich schon einmal gelebt habe. Das habe ich seit Jahren im Hinterkopf. Ich werde nicht jünger, also warum nicht jetzt eine Rückführung machen?«, sagte er.

Viele meiner Klienten möchten aus Neugier eine Rückführung ausprobieren, und mehr, als man denkt, kommen an ihrem Geburtstag – vor allem an einem runden Geburtstag. Je älter die Leute werden, desto mehr nehmen sie sich selbst an und schließen hoffentlich Frieden mit sich und der gewählten Lebensweise. Eine Rückführung hilft dem Menschen, sich wie nie zuvor kennenzulernen. Craig ging mit Leichtigkeit in seine früheren Leben zurück und fand heraus, dass seine Liebe zum Teamsport ihre Wurzeln in der Ära der alten Azteken hatte:

SK: Wo befinden Sie sich?

Craig: Wir spielen in einem steingemauerten Hof Ball. Es ist nicht derselbe Ort, an dem ich schon einmal war, sondern ähnlich wie die, die in Zentralamerika entdeckt wurden. Ich liebe den Teamgeist, aber mitunter kann das Spiel tödlich enden.

SK: Was haben Sie dort gelernt und welchen Einfluss hat es auf Ihr jetziges Leben?

Craig: Sport macht oft Spaß. Der Teamgeist kann eine echt unterstützende Wirkung haben, aber manchmal ist es nicht lustig. Früher starben Menschen beim Sport. Ich bin ein Footballcoach an der Highschool, und jetzt verstehe ich auch, warum die anderen finden, ich würde alles zu ernst nehmen. Die Sicherheit der Schüler ist mir ganz wichtig, und die Leute denken manchmal, dass ich keinen Humor habe. Aber ich bin einfach vorsichtig. Jetzt verstehe ich, woher das Gefühl kommt.

Craig machte auch Heilarbeit an seinem Vater, der vor kurzem verstorben war. Der Vater zeigte sich, und die beiden führten ein wichtiges Gespräch, in dem sie sich Dinge sagen konnten, die unausgesprochen geblieben waren:

Craig: Mein Vater war ein schweigsamer Mensch – und sehr streng. Er hatte auch nicht viel Humor, das ist also ein weiterer Grund, warum ich so bin.

SK: Fragen Sie Ihren Vater, ob es in seiner Ahnenfamilie irgendwas gibt, was heute geheilt werden muss – ja oder nein. Achten Sie auf die erste Antwort, die Ihnen in den Sinn kommt.

Craig: Ja.

SK: Begeben Sie sich jetzt dahin, gehen Sie durch die Zeit zurück in die Leben der Vorfahren Ihres Vaters. Sie werden gleich bei einem wesentlichen Ereignis ankommen, das jetzt am meisten Heilung braucht. Kommen Sie nun dort an. Wo sind Sie?

Craig: In Nova Scotia, Kanada, an der Küste. Da kommt die Familie her.

SK: Sehr gut. Was geschieht dort gerade?

Craig: Es gibt ein Unwetter. Es gießt in Strömen. Es donnert und blitzt, ein Sturm wütet, und das verursacht eine riesige Schlammlawine. Der Regen schwemmt alles weg. Die Leute kämpfen ums nackte Überleben. Manche Menschen sind von der Flut umgeben, andere fliehen ohne ihre Angehörigen und lassen sie zurück. Es ist schrecklich. Sie klettern die Hügel hinauf, versuchen, immer höher zu kommen, weg von der Küste. Sie wollen weiter ins Inland laufen, aber ihnen bleibt nicht genug Zeit. Alles kracht um sie herum zusammen. Ihre Häuser sind zerstört. Menschen verschwinden in tiefen Erdrissen, und manche werden ins Meer hinausgespült. Der reinste Horror.

SK: Welchen Vorfahren sehen Sie?

Craig: Ich würde sagen, es ist ein Ururgroßvater. Ich bin nicht sicher, wie viele Generationen zurück. Er ist einer der kleinen Jungen. Er rettet sich in das neue Gebiet.

SK: Stellen Sie sich vor, wie Sie im Zeitraffer an den neuen Ort gehen. Kommen Sie jetzt da an und beobachten Sie, wie es Ihrem Ururgroßvater dort ergeht.

Craig: Es geht ihm da besser als anderen. Seine Eltern sind am Boden zerstört. Mehrere Geschwister von ihm haben es nicht überlebt. Ich kann sehen, wie die Verzweiflung wie eine dunkle Wolke über ihnen hängt. Diese Energie blieb an der Familie haften.

SK: Lassen Sie heilendes Licht über alle fließen, über die, die es nicht geschafft haben, und die, die entkommen konnten. Sagen Sie mir, wenn sich die Energie besser, neutraler anfühlt.

Craig: Ja, jetzt ist es besser.

SK: Was tun sie, wenn sie das Elternhaus verlassen? Wo gehen sie hin?

Craig: Ins Inland. Sie lernen Landwirtschaft statt Fischen. Es fällt ihnen schwer, aber sie können damit überleben.

SK: Inwiefern wirken sich die Ereignisse des frühen 17. Jahrhunderts auf Ihr jetziges Leben und das Leben Ihrer Verwandten aus?

Craig: Diese Ernsthaftigkeit. Da kommt sie her. In gewisser Weise hat das Unwetter ihre Hoffnung weggeschwemmt, und jetzt sind alle sehr ernst. Im Hintergrund ist immer noch ein Rest an Angst, unterzugehen. Selbst wenn wir uns amüsieren wollen, steckt in uns immer noch das Gefühl, als könnte jederzeit ein Unheil geschehen.

SK: Wäre es in Ordnung, das Gefühl von drohendem Unheil loszulassen, im Wissen, dass Sie sich nicht länger davon herunterziehen lassen müssen?

Craig: Ja, aber ich will auch die Opfer, die sie für unsere Familie erbracht haben, nicht vergessen.

SK: Natürlich wollen Sie das nicht. Können Sie sich aber bewusstmachen, dass Sie sie ehren und achten können, indem Sie ihnen zeigen, wie stark, wie widerstandsfähig Sie sind, weil Sie die Freude als Teil Ihrer Lebenserfahrung für sich wiederentdeckt haben?

Craig: Daran habe ich noch nie gedacht, aber ja, es ist logisch.

Wir leisteten weitere Heilarbeit, und am Ende der Session hatte Craig das Gefühl, viel mehr Informationen erhalten zu haben, als er sich je hätte träumen lassen. Sobald man die Tür zum Wissen der Seele geöffnet hat, kann man ungeahnte Erkenntnisse und eine erweiterte Sichtweise gewinnen. Einige Jahre später traf ich Craig zufällig wieder, und auch wenn wir nicht direkt über seine Rückführung sprachen, erzählte er mir doch, dass er vor kurzem als Coach aufgehört hatte und nun mehr Zeit mit seiner Familie verbrachte. Er wirkte glücklich und zufrieden.

Dana machte das Einkaufen Angst

Dana kam zu mir, weil sie sich ständig über Dinge Sorgen machte, die in ihrem Alltag nie eintraten. Wie andere, die daran glauben, dass wir unsere Realität durch Gedanken erschaffen, fürchtete auch Dana, dass sie irgendwann genau das erschaffen würde, wovor sie Angst hatte, wenn sie die Ursache ihrer Angst nicht herausfand. Wie Dana mir im Vorgespräch verriet, verursachte das Einkaufen enormen Stress für sie.

»Ich habe Angst, verletzt zu werden, während ich in einem Laden stehe, auch wenn mir das noch nie passiert ist«, erklärte sie. »Es ist, als würde ich ständig über die Schulter schauen. Ich bin grundlos übervorsichtig. Dabei weiß ich, dass ich mir keine Sorgen zu machen brauche. Es ist verrückt. Ich habe gar keinen Grund, so was zu denken, und abgesehen davon führe ich ein gesegnetes Leben. Ich habe ein schönes Zuhause, einen liebevollen Mann und brave Kinder. Unsere Eltern und Freunde unterstützen uns, und trotzdem mache ich mir ständig Sorgen wegen Gefahren, die gar nicht existieren. All die schlechten Nachrichten in den Medien machen mir Angst. Man weiß heutzutage nie, was einem alles passieren kann.«

Manche Leute neigen genetisch dazu, sich Sorgen zu machen. Ihre Mutter war ängstlich, die Großmutter und so weiter und so fort. Diese unterschwellige Angst ist ein weit verbreitetes Gefühl, das über Generationen weitergegeben wird, und das aus gutem Grund. Wie die Geschichte uns lehrt, hatten die Menschen mit so vielen lebensbedrohenden Problemen zu kämpfen, dass die Schwere dieser Energie leicht in die weniger dramatischen Bereiche unseres jetzigen Lebens überschwappen kann. Besorgnis an sich ist nichts, worüber man sich Sorgen machen müsste, es sei denn, sie wirkt sich so negativ auf Ihr Leben aus, dass Sie nicht an der Fülle dieser Welt teilhaben und alles genießen, was das Leben zu bieten hat. Die beunruhigenden Gefühle nahmen so überhand, dass Dana unerwünschte körperliche Begleiterscheinungen spürte, die mit der Zeit immer stärker wurden.

»Ich habe stechende Rückenschmerzen – immer an derselben Stelle«, berichtete sie. »Ich habe mich untersuchen lassen, aber die Ärzte konnten nichts finden.«

In spiritueller Hinsicht können Rückenprobleme mit dem unterschwelligen Gefühl zu tun haben, keine Unterstützung zu bekommen. Darüber sprach ich mit Dana, doch sie schien ein gutes Leben und mehr Unterstützung zu haben als viele Leute, die ich kenne.

Nachdem wir alle möglichen Ursachen überprüft hatten, bekam ich den Eindruck, Dana könnte zu viel Zeit damit verbringen, sich mit den Nachrichten zu beschäftigen. Ich schlug vor, dass sie eine Zeit lang keine Nachrichten im Fernsehen mehr ansehen sollte. Doch Dana überzeugte mich, dass ihre Angst noch andere Ursachen haben musste. Wie sie mir zu meinem Erstaunen sagte, schaute sie sich gern Spielfilme an und nur selten die Nachrichten. Wir gingen in ihre früheren Leben zurück, um zu sehen, ob eines von ihnen womöglich ihre unterschwelligen Gefühle und den damit verbundenen Schmerz verursachte:

SK: Bitten Sie Ihren Geistführer, Ihnen bei der Beantwortung der folgenden Frage zu helfen: Ist Ihre Angst, überfallen zu werden, etwas, was in einem früheren Leben seinen Anfang nahm, ja oder nein?

Dana: Nein.

Ihre Antwort verwunderte mich und ließ mich annehmen, dass ihre derzeitigen Lebensumstände einen größeren Einfluss auf sie hatten, als sie zugab. Sie erwähnte ihre starke Trauer über die vielen Massenschießereien und Vorfälle in der Öffentlichkeit. Daher dachte ich im Stillen, dass dies die wahre Ursache für ihre Probleme sein müsste, egal, was sie mir erzählte. Ich setzte unsere Arbeit fort, und als nichts Dramatisches hochkam, beschloss ich, sie nach ihren Vorfahren zu fragen. Wir trafen auf das höhere Selbst ihres Vaters, und Dana ging zurück in die Vergangenheit, um ihren Ururgroßvater väterlicherseits aufzusuchen:

SK: Wo sind Sie? Was geschieht dort gerade?

Dana: Ich bin irgendwo an der Ostküste. Ich sehe, wie jemand aus einer Kutsche aussteigt. Er geht auf ein Gebäude zu.

SK: Wer ist er?

Dana: Ich glaube, er ist mein Urgroßvater.

SK: Was passiert dann?

Dana: Ein Mann springt heraus, packt ihn und zerrt ihn in eine schmale Gasse neben dem Gebäude. Mein Urgroßvater schlägt ihm mit der Faust auf die Nase. Er stürzt zu Boden und mein Urgroßvater entfernt sich, aber der Mann rennt ihm hinterher und sticht ihm in den Rücken. Mein Urgroßvater versucht, sich zu wehren, aber der andere versetzt ihm mehrere Stichwunden. Es tut so weh! (Sie fasst sich an dieselbe Stelle des Rückens, die sie mir vor der Session gezeigt hat.)

SK: Was passiert als Nächstes?

Dana: Er beschließt, sich fallen zu lassen und sich tot zu stellen, in der Hoffnung, dass der andere Mann dann weggeht, was er auch tut.

SK: Er überlebt also?

Dana: Ja. Wie durch ein Wunder überlebt er. Das Problem ist, dass er nie wieder der Alte ist. Seitdem humpelt er, und in ihm steckt die Angst, die er immer mit sich herumträgt; er kann niemandem mehr über den Weg trauen. Er wird zum Eigenbrötler und geht nur noch selten aus dem Haus.

SK: Lassen Sie heilendes Licht über Ihren Urgroßvater fließen, das seinen Schmerz heilt und löst. Lassen Sie das heilende Licht durch ihn hindurchströmen, lassen Sie es all Ihre Vorfahren heilen, bis Sie sich besser fühlen und Ihr Rücken nicht mehr schmerzt. Sagen Sie mir, wenn es sich besser anfühlt.

Dana: Ja, jetzt ist es besser.

SK: Gehen Sie nun im Zeitraffer durch das Leben Ihres Urgroßvaters bis zu seinem letzten Tag. Wie ist er in die geistige Welt übergegangen?

Dana: Er liegt im Bett. Er ist an einem Magengeschwür gestorben, das seine Angst verursacht hat. Mit dem Rücken hatte er immer Probleme, aber am Ende hat seine Angst ihn umgebracht.

SK: Stellen Sie sich vor, mit ihm mitzugehen, während er in den friedlichen Raum zwischen den Leben hinaufschwebt. Haben Sie irgendetwas, was Ihrem Vorfahren gehört?

Dana: Ja, ein Dolch. Er ist ähnlich wie der, mit dem ihm die Stichwunden zugefügt wurden.

SK: Sehr gut. Legen Sie den Dolch jetzt auf Ihre Handflächen und erlauben Sie Ihrem Vorfahren, ihn wieder an sich zu nehmen. Sehen Sie nach, ob Ihr Vater und Ihr Großvater auch Dolche oder etwas anderes haben, was sie ihm zurückgeben wollen.

Dana: Nein, sie haben den Dolch seit dem Vorfall in der Familie immer weitervererbt. Nicht absichtlich, sondern zufällig.

SK: Fragen Sie nun Ihren Vater und Großvater, ob sie bereit sind, den Dolch jetzt zurückzugeben und mit dem Schmerz abzuschließen. Wäre es in Ordnung, ihn jetzt nicht mehr weiterzuvererben?

Dana: O ja, auf alle Fälle.

SK: Ausgezeichnet. Tun Sie es jetzt. Welchen Bezug haben diese Ereignisse auf Ihr Leben?

Dana: Ich habe die Energie der Besorgnis geerbt. Wir alle haben sie geerbt, alle in meiner Familie. Ich habe auch seinen Schmerz übernommen. Den muss ich jetzt nicht mehr mit mir herumtragen.

Sind wir tatsächlich so eng mit denen, die vor uns da waren, verbunden? Gibt es ein genetisches Gedächtnis der Erfahrungen unserer Vorfahren, das wir übernommen haben? Danas Fall deutet darauf hin, dass wir für immer mit früheren Generationen verbunden sind. In einer E-Mail berichtete sie mir, dass sie sich seit unserer Session besser und sicherer fühlte. Anscheinend hatte sie die Einflüsse ihrer Vergangenheit tatsächlich überwunden.

Belinda besänftigte den Zorn ihres Vorfahren

Kurz nach Einreichung des Scheidungsantrags suchte Belinda mich auf, um mehrere spirituelle Probleme zu lösen, die sich während der nicht einvernehmlichen Trennung von ihrem Mann verschlimmert hatten.

»Ich gehe seit Jahren in eine normale Therapie – ich und mein Mann«, sagte sie. »Wir reden über alles, und trotzdem sagt er, ich sei immer wütend. Damit habe ich mich ernsthaft befasst. Ich habe mit Gegenständen um mich geworfen und raste total aus, manchmal ohne einen offensichtlichen Grund. So will ich nicht sein; ich habe versucht, mich zu ändern, und tue, was mein Therapeut mir rät, aber es ist trotzdem so, als gäbe es da etwas, was in mir ständig diese Wut auslösen würde. Ich will der Sache auf den Grund gehen und heilen. Ich schwöre, das bin nicht ich! Das weiß ich genau.«

Wir gingen in Belindas frühere Leben zurück und stellten fest, dass sie zahlreiche traumatische Erlebnisse durchlebt hatte, darunter auch einen grausamen Krieg:

SK: Wo befinden Sie sich jetzt, und was geschieht dort?

Belinda: Überall liegen Tote herum.

SK: Sind Sie ein Mann oder eine Frau?

Belinda: Ich würde sagen, eine Frau, aber ich bin wie ein Mann angezogen. Ich kämpfe. Unter meinen Kleidern habe ich ein Schwert versteckt. Wenn sie mich hier draußen erwischen und herausfinden, wer ich in Wirklichkeit bin, lassen sie mich nicht mitkämpfen.

SK: Warum kämpfen Sie dann?

Belinda: Weil sie meine ganze Familie umgebracht haben und ich wütend bin. Meine Eltern sind tot, meine Geschwister auch. Ich hatte einen Mann, aber auch er ist tot. Ich bin schwanger, aber es ist mir egal. Ich würde lieber sterben und so viele Leute mit in den Tod nehmen, wie ich nur kann, als herumzusitzen und zuzusehen, wie sie Leute abschlachten, ohne wenigstens zu versuchen, sie daran zu hindern.

SK: In welchem Teil der Erde sind Sie?

Belinda: In Südamerika. In Peru.

SK: Welches Jahr haben wir? Der erste Gedanke, der Ihnen in den Sinn kommt.

Belinda: Das 17. Jahrhundert.

SK: Worum geht es bei der Schlacht?

Belinda: Es ist ein Aufruhr. Wir sind auf die Konquistadoren wütend. Es ist schrecklich. So viele Tote, und ja, ich bin wütend. Ich hasse, was sie uns antun! Es ist nicht richtig, und es lohnt sich, dagegen anzukämpfen.

Während unseres Vorgesprächs erwähnte Belinda, dass ihr Vater beim Militär gewesen war. Ich fühlte, dass ich geleitet wurde, diesen Aspekt zu verfolgen. Wir trafen uns mit ihm, und dabei erfuhr Belinda, dass er ihr einige Informationen über die Geschichte ihrer Familie mitteilen wollte:

SK: Gehen Sie in die Vergangenheit Ihrer Vorfahren zurück bis zu einem Punkt, an dem nach Meinung Ihres Vaters jetzt Heilung am dringendsten gebraucht wird. Kommen Sie jetzt dort an. Wo befinden Sie sich?

Belinda: Auf einem Feld. Wir sind im Ersten Weltkrieg.

SK: Gut. Was passiert dort gerade?

Belinda: Ich sehe einen kleinen Jungen rennen. Er schwitzt und hat Angst. Er hat eine Waffe und weiß sie kaum zu handhaben. Um ihn herum fallen Soldaten. Laute Explosionen sind zu hören. Er versteckt sich in einem Graben.

SK: Wer ist er?

Belinda: Einer unserer Vorfahren. Mein Vater sagt, er ist Teil unseres Stammbaums. Mein Vater hat auf der Ahnenforschungsseite Ancestry.com viel recherchiert, und das ist einer der Ahnen, die er gefunden hat.

SK: Welchen Bezug hat sein Erlebnis auf Ihre heutigen Probleme mit der Wut?

Belinda: Ich bin mir nicht sicher.

SK: Gehen Sie nun im Zeitraffer durch das Leben dieses jungen Mannes, um zu sehen, was aus ihm wird und ob Sie dadurch irgendwelche Hinweise erhalten. Kommen Sie jetzt dort an. Wo sind Sie?

Belinda: Jetzt ist er bei sich zu Hause. Er ist alt. Er hat eine Familie. Er hat den Krieg überlebt, auch wenn er sich bei der Schlacht eine dauerhafte Verletzung am Bein zugezogen hat. Merkwürdig: Mein Vater hat Probleme mit dem gleichen Bein. Und jetzt hat er keine Angst mehr. Er musste vieles mit ansehen, und das hat ihn verbittert, wütend gemacht. Seine Wut wurde weitergegeben. Er will ein guter Mensch sein. Er war früher mal ein guter Junge, aber der Krieg hat ihn verändert. Er will nicht desillusioniert sein, aber er kann es nicht ändern.

SK: Bringen Sie ihm heilendes Licht. Sagen Sie ihm, wie leid es Ihnen tut, dass er all das durchmachen musste. Sagen Sie mir, wenn es sich besser anfühlt.

Belinda: Ja. Er ist mir dankbar, weil ich es ihm gesagt habe. Jetzt weint her. Er macht in einer Weise auf, die ihm damals nicht möglich war. Er sagt, es tue ihm leid, dass er seine Probleme auf uns alle übertragen hat, und ich sage ihm, dass es schon in Ordnung ist.

SK: Stellen Sie sich vor, ein liebevolles Licht strömt durch seinen Körper ins Herz und heilt ihn von seinem Schmerz. Lassen Sie zu, dass das Licht durch alle Vorfahren zwischen damals und heute fließt, in Ihren Vater und in Sie und Ihr Herz hinein. Spüren Sie, wie sich Ihr eigenes Herz entspannt, öffnet und Liebe und Frieden auf eine umfassendere Weise zulässt. Sagen Sie mir, wenn Sie und alle anderen sich besser fühlen.

Belinda: Ja. Jetzt ist es viel besser.

SK: Wie können Sie erreichen, dass diese neue Sichtweise Ihnen in Zukunft weiterhilft?

Belinda: Mir ist jetzt bewusst, dass ich nicht mehr im Krieg bin. Nicht alle in meinem Umfeld sind meine Feinde. In der Vergangenheit hatte ich echte Feinde, meine Vorfahren auch, aber diese Zeiten sind vorbei und ich kann jetzt einfach leben. Ich muss nicht mehr um alles und jedes erbittert kämpfen.

Belinda schien sich nach unserer Session in einer weitaus besseren Lage zu befinden. Ihre ganze Energie nahm eine ruhigere und friedlichere Schwingung an. Ich hoffe, das neue, zufriedenere Gefühl war von Dauer.

Zusammenfassung

Unter normalen Umständen gehe ich davon aus, dass wir für unsere Heilung selbst verantwortlich sind und einfach in unsere Vergangenheit zurückgehen können – sei es in eine frühere Zeit in unserem jetzigen Leben oder Tausende von Jahren zurück –, ein problematisches Ereignis finden, heilen, die Umstände neu formen und so gestärkt weiterleben können. Die Vergangenheit zu heilen ist jedoch häufig nicht so einfach.

Wir sind tatsächlich alle eins, und wir haben ein komplex verknüpftes Band zu unseren Vorfahren. Wenn wir uns die Zeit nehmen und die Mühe machen, bis zu den schmerzlichen Ursprungsereignissen vorzudringen, die andere verletzt haben, und solchen Erfahrungen Licht senden, kann Erstaunliches geschehen. Dann könnten wir herausfinden, dass unser emotionaler Schmerz von anderen geteilt wird, und indem wir das feststellen, wendet sich unsere Realität zum Besseren.

Kapitel 4

Flüche und Schwüre

Vor vielen Jahren half ich zufällig anderen, Flüche abzuwenden. Ich sage »zufällig«, weil das Ganze damit begann, dass ich die Abonnenten meiner E-Mail-Liste aufforderte, mir mitzuteilen, ob sie sich gesegnet, verflucht oder glücklich wähnten. Da ich mich unglaublich gesegnet fühle, ging ich davon aus, dass es jedem anderen auch so geht. Doch wie mir mehrere Klienten zu meiner Überraschung mitteilten, fühlten sie sich verflucht. Also entwickelte ich Methoden, mit denen sie solche Probleme lösen könnten.

Gibt es tatsächlich so etwas wie einen Fluch? Mit dieser Frage können wir uns bis ans Ende aller Zeiten befassen, und ich bin nicht sicher, ob wir je eine befriedigende Antwort darauf finden werden. Natürlich bekommen wir das, woran wir denken, und gewisse Handlungen können irgendwann zu einer selbsterfüllenden Prophezeiung werden.

Wie ich bei einigen der verfluchten Klienten bemerkte, kam ihr Problem zum Teil von dem, auf was sie ihre Gedanken konzentrierten. Wenn sie zum Beispiel einen Autounfall gehabt hatten, waren sie nicht dankbar für die Tatsache, dass sie mit nur relativ harmlosen Verletzungen überlebt hatten. Stattdessen richteten sie den Fokus auf die Tatsache, dass sie überhaupt einen Unfall gehabt hatten. Das ist ein perfektes Beispiel für das halbleere statt des halbvollen Glases.

Da ich mit vielen Menschen arbeite, die so denken, betrachte ich mittlerweile einige der Flüche als Ausgeburten ihrer Fantasie. Andere Klienten wiederum scheinen jedoch dunkleren Mächten ausgesetzt zu sein. Egal, ob es Flüche gibt oder nicht – solange jemand glaubt, er sei verflucht, ist er es auch. Dann braucht er die Macht des Geistes, um die Blockade aufzulösen.

Da es in diesem Buch jedoch um die Geschichte der Vorfahren geht, glaubten viele der verfluchten Menschen, mit denen ich gearbeitet habe, sie wären ganz real vom Einfluss eines Fluchs betroffen, der über die Generationen an sie weitergetragen worden sei. Wie ich leider häufig feststellte, hatte irgendein wohlmeinendes Familienmitglied meinen Klienten von einem Familienfluch erzählt, als die Klienten noch klein waren, und die Vorstellung, verflucht zu sein, blieb auch als Erwachsene noch an ihnen haften. So etwas wird dann zu einer Art selbsterfüllender Prophezeiung.

Wenn die Dinge nicht so laufen, wie sie sich das vorstellen, können sie ganz einfach die Schuld auf den Familienfluch schieben. Statt die Möglichkeit wahrzunehmen, ein Ritual durchzuführen oder den Vorfahren zu segnen, dem in der Vergangenheit Unrecht angetan wurde, tragen sie die Bürde des Fluchs mit sich herum, bis sie irgendwann den Weg zu mir finden und entscheiden, dass es jetzt reicht und sie die Dinge ändern wollen. Leider bemühen sich viele Leute (darunter manchmal auch ich) erst dann um Veränderungen, wenn es anfängt, richtig wehzutun. So ging es vielen Klienten in diesem Kapitel.

Eine weitere Variante des Phänomens, verflucht zu sein, zeigt sich, wenn die Seele dem Schwur aus einem anderen Leben unterjocht ist. Ihre Seele kann in früheren Leben Vereinbarungen getroffen oder Erklärungen abgegeben haben, die mitunter bis in Ihr jetziges Leben übertragen wurden und dem, was Sie sich vom Leben erhoffen, widersprechen.

Wenn Sie beispielsweise vor Tausenden von Jahren geschworen haben, nie wieder zu lieben, stellen Sie möglicherweise fest, dass Sie im derzeitigen Leben zu einer dauerhaften Beziehung unfähig sind. Wenn Ihre Seele erklärt hat: »Ich werde mein Land nie verlassen«, fällt es Ihnen womöglich schwer zu reisen. Schwüre können alle möglichen Formen und Bedeutungen haben, und sie machen einem das Leben schwer, weil sie einen unlösbaren Konflikt zwischen dem, was Sie bewusst glauben, erleben zu wollen, und dem, was Sie tatsächlich erleben können, schaffen. Finden Sie den Schwur, lösen Sie ihn auf und gehen Sie in eine neue, glücklichere Realität über.

Ich glaube fest an die Vorstellung, dass wir vor unserer Geburt Vereinbarungen treffen. Das Problem dabei ist, dass wir oft nicht bewusst erkennen können, was wir vereinbart haben. Ein Teil der inneren Arbeit und Reise sollte daher darauf gerichtet sein, zu erkennen, welche Vereinbarungen das sind, damit wir entscheiden können, ob sie noch unserem Zweck dienen oder nicht. Wir vereinbaren, auf der irdischen Reise bestimmte Erfahrungen zu machen, um daraus zu lernen.

Diese Lernerfahrungen haben wir für die Weiterentwicklung unserer Seele gebraucht, und sobald wir bestimmte Erfahrungen gemacht haben, können wir beschließen, sie loszulassen und auf eine neue, stärkere Weise weiterzuleben. Wenn wir Entscheidungen getroffen haben, die dem Sinn unseres jetzigen Lebens und unserer Aufgabe nicht länger dienen, kann Rückführung und Heilarbeit eine dauerhafte Transformation bewirken und uns die Hilfe und den Rahmen geben, die wir brauchen, um diese Blockaden ein für alle Mal loszuwerden. Wir wollen uns nun ein paar interessante Fälle, bei denen es um Flüche geht, näher ansehen.

Der schüchterne Eugene litt unter dem »bösen Blick«

Am glücklichsten war der schüchterne Eugene, wenn er alleine arbeiten konnte. Als Ingenieur hatte er zwar einen Superjob und Privatsphäre – genau das, was er zu wollen glaubte –, doch auf einer tieferen Ebene war seine Seele im Konflikt, weil er lieber geselliger gewesen wäre und sich eine glückliche Beziehung wünschte. Nachdem Eugene an sich gearbeitet hatte, ohne eine zufriedenstellende Lösung zu finden, suchte er mich wegen einer Rückführung auf.

> »Ich bin seit Jahren in Therapie«, offenbarte er mir. »Ich habe versucht herauszufinden, was mich davon abhält, ein normales Leben mit Beziehungen zu führen, aber ich kriege es irgendwie nicht hin.«

Anfangs ging ich davon aus, dass Eugene Selbstwertprobleme oder mangelndes Selbstbewusstsein hatte. Doch wie mir nach weiteren Fragen klar wurde, saßen seine Probleme viel tiefer als die Angst davor, unter die Leute zu gehen.

> »Ich bin wie gelähmt. Ich sitze in der Firma in meinem Büro und mache meine Arbeit. Ich höre, wie meine Kollegen sich unterhalten, lachen und Witze machen, und ich möchte mitmachen, aber es ist, als wüsste ich nicht, wie. Irgendwas in meinem Kopf hält mich davon ab, mich unter die Leute zu mischen, und wenn ich mich noch nicht mal mit den Kollegen unterhalten kann, wie soll ich da jemals eine Partnerin finden? Das schaffe ich nicht! Es ist, als würde eine innere Stimme mich anschreien und sich über mich lustig machen.«

Wenn ich solche Dinge höre, vermute ich meistens, dass in der Vergangenheit meines Klienten ein Elternteil oder eine andere Autoritätsperson ihn anschrie und ihm ständig sagte, er sei nutzlos. Leider ist die entmutigende innere Stimme häufig die Mutter oder der Vater. Wenn der Klient mit diesem Elternteil oder Kritiker in Verbindung treten und die scheltende Stimme zum Schweigen bringen kann, verbessert sich sein Zustand deutlich. Daher arbeitete ich mit Eugene an einer Heilung beider Eltern, die schon verstorben waren. Während ihrer Begegnung stellte er sich vor, dass beide auf ihn zukamen und mit ihm über alles Ungesagte sprachen. Wie mir schon bald klar wurde, wirkten seine Eltern liebevoll und ihm zugewandt, wenn auch genauso sanft und schüchtern wie ihr Sohn. Es gab jedoch keine Hinweise auf irgendetwas anderes als ihre Liebe und Unterstützung. Wie ich bald merkte, war da noch mehr, denn Eugene beschrieb die Stimme, die er im Kopf hörte, noch detaillierter:

> »Das ist nicht die Stimme meiner Eltern. Ich wünschte, sie wäre es, denn dann wäre es vielleicht leichter, damit umzugehen. Wer immer das auch ist – ich werde ihn nicht los, egal wie oft ich ihm sage, er soll verschwinden. Ich hatte einen Traum, in dem ich eine männliche Stimme hörte, die mir sagte, dass er mich bis ans Ende meiner Tage verfolgen würde. Damals wachte ich schweißgebadet auf. Ich will nicht, dass das eintrifft, aber langsam glaube ich, dass es wahr sein könnte. Das hier ist meine letzte Hoffnung, um das Problem zu lösen.«

Als Eugene die Stimme in seinem Traum erwähnte, wurde mir klar, dass er einen Fluch oder einen Schwur hatte, den er loswerden musste. Unabhängig davon, ob der Fluch real war oder in seiner Fantasie bestand – die Auswirkungen auf seinen Alltag und sein Lebensglück waren offensichtlich. Da wir sowieso schon mit seinen Eltern sprachen, wies ich ihn an, sie zu fragen, ob es etwas in ihrem Stammbaum gab, was Heilung brauchte. Eugenes Vater trat vor und bestätigte, dass etwas aus der fernen Vergangenheit aufgelöst werden musste.

Eugene ging mit seinem Vater und seinem Geistführer zu einem Ursprungsereignis in der Vergangenheit:

SK: Kommen Sie nun da an. Wo befinden Sie sich?

Eugene: In Israel.

SK: Gut. Wer ist da und was geschieht dort?

Eugene: Da sind zwei Männer. Der eine ist schon älter; er schreit den jüngeren Mann an.

SK: Welchen Bezug haben die Männer zu Ihnen?

Eugene: Der Jüngere ist unser Vorfahre. Er wird von dem alten Mann verprügelt, weil er dessen Tochter den Hof gemacht hat. Der Ältere ist sehr aufgebracht. Sie haben verschiedene Konfessionen, und der Alte glaubt, mein Vorfahre würde seine Tochter ruinieren. Er verbietet ihm, sie je wiederzusehen, und gibt ihm den »bösen Blick«. Ich höre, wie er schreit und dem jungen Mann sagt, er werde ihn bis ans Ende seiner Tage verfolgen, und dass er nie Glück in der Liebe haben werde.

SK: Während Sie die Energie des schreienden Alten fühlen – klingt er wie die Stimme in Ihrem Traum?

Eugene: Genau so.

SK: Sehr gut. Gehen Sie nun im Zeitraffer weiter und sehen Sie, wie die Situation, der böse Blick, sich auf Ihren Vorfahren ausgewirkt hat.

Eugene: Er versucht, das Mädchen zu überreden, mit ihm wegzulaufen. Er sagt ihr, dass er sie liebt, aber sie hört nicht auf ihn. Sie hört auf ihren Vater, und deswegen muss er gehen. Sein Herz ist gebrochen.

SK: Was passiert danach?

Eugene: Natürlich heiratet er eine andere; so ist unsere Familie entstanden. Aber er ist nicht glücklich. Das Leben ist hart, und nur eines ihrer Kinder überlebt. Mehrere andere Kinder sterben. Die Familie ist bitterarm.

SK: Wie hat sich diese Situation über die Generationen hinweg auf Ihre Familie ausgewirkt?

Eugene: Ich kann erkennen, dass keine der Beziehungen gut war. Meine Urgroßeltern starben zwar noch vor meiner Geburt, aber ich weiß, dass auch sie nicht glücklich waren. Meine Großeltern waren unglücklich und meine Eltern auch. Mein Vater ging damit um, indem er sich zurückzog. Meine Eltern hatten zwei Kinder: meine Schwester und mich. Mein Vater musste im Leben kämpfen, und auch alle anderen männlichen Familienmitglieder. Sie waren intelligent, aber alle hatten finanzielle Probleme. In dieser Hinsicht geht es mir besser als so ziemlich allen anderen in meiner gesamten Verwandtschaft. Das Leben meiner Schwester ist wegen ihres Mannes so weit ganz gut. Sie hat einen netten Typ geheiratet und scheint von dem Ganzen nicht betroffen, weil es nur an die männlichen Nachkommen weitergegeben wurde.

SK: Stellen Sie sich vor, Sie könnten die Zeit bis zu jenem ursprünglichen Ereignis zurückdrehen, bei dem der Mann Ihrem Vorfahren den bösen Blick zuwarf. Kommen Sie jetzt da an, in dem Moment, in dem Sie sehen, wie Ihr Ahne geschlagen wird und der Mann ihm sagt, er würde bis in alle Ewigkeit leiden. Stellen Sie sich vor, dass Ihr Vorfahre sich für die eingebildete Schuld bei dem Mann aufrichtig entschuldigt. Lassen Sie sich Zeit. Sagen Sie mir, was passiert.

Eugene: Er nimmt die Entschuldigung nicht an. Er sagt, mein Vorfahre hätte seine Tochter ruiniert.

SK: Gut. Stellen Sie sich ein Lichtband zwischen den beiden vor, selbst wenn der Vater Ihrem Vorfahren nicht verzeiht. Lassen Sie zu, dass Ihr Geistführer nun das Band durchschneidet und allen Ereignissen zwischen damals und heute Licht sendet. Sagen Sie mir, wenn es sich besser anfühlt.

Eugene: Jetzt fühlt es sich besser an.

SK: Gut. Stellen Sie sich nun vor, Sie könnten die Zeit bis zum Ursprungsereignis zurückdrehen, an dem Ihr Vorfahre der Tochter des Mannes zum ersten Mal begegnet ist. Kommen Sie jetzt dort an. Achten Sie darauf, wie sie sich kennenlernen.

Eugene: In der Schule. Er sieht sie, und sie lächeln einander an. Sie werden Freunde, und dann wird es ernster zwischen ihnen.

SK: Hat sie ihn auch geliebt?

Eugene: O ja.

SK: Stellen Sie sich vor, Sie könnten zu genau dem Augenblick zurückkehren, wo sie sich kennenlernten. Wer hat wen zuerst wahrgenommen?

Eugene: Er hat sie gesehen.

SK: Gut. Stellen Sie sich vor, Sie könnten den Verlauf der Geschichte umschreiben. Achten Sie nun darauf, dass sie an ihm vorbeiging oder auch nicht, aber sorgen Sie dafür, dass Ihr Verwandter etwas anderes tut, so dass er sie nicht mehr wahrnimmt. Stellen Sie sich vor, er liest ein Buch oder unterhält sich mit Freunden. Irgendwas anderes. Sagen Sie mir, was geschieht.

Eugene: Okay. Er ist zwar immer noch draußen, aber jetzt schaut er in die andere Richtung, in die Bäume. Sie geht an ihm vorbei, aber er sieht sie nicht.

SK: Gut. Erheben Sie sich nun aus dem Ereignis heraus und schweben Sie über die Zeit hinweg. Senden Sie heilendes Licht über die gesamte Zeit bis jetzt und lassen Sie alle Energien des bösen Blickes los, so dass er aufhört zu existieren. Jeder Augenblick in Ihrer gesamten Ahnengeschichte von Anfang an bis heute verändert sich völlig im Licht dieser Heilung. Kommen Sie nun wieder ins Jetzt zurück. Achten Sie darauf, dass Ihr Vater leichter und heller geworden ist, und lassen Sie das Licht in jede Zelle Ihres Wesens dringen. Sagen Sie mir, wenn sich die Situation besser anfühlt.

Eugene: Ja, jetzt ist es besser.

Eine der wichtigsten Methoden, mit denen man frühere Leben der Vorfahren heilt, ist, indem man das heilende Licht ganz einfach in die Situation strömen lässt. Bei einem Fluch ist jedoch eine andere Strategie wirksam, wenn der oder die (andere) betroffene Partei keine Entschuldigung annimmt oder die so genannte Missetat nicht wiedergutmachen will, nämlich, indem man in die Vergangenheit zurückkehrt und die Ereignisse neu schreibt. Dieser Prozess erinnert mich an die Vorstellung in der Science-Fiction, bei der man in die Vergangenheit zurückgeht und feststellt, dass man aufhören würde zu existieren, wenn der eigene Großvater nie geboren worden wäre.

Statt alle Erinnerungen der Ahnen auszulöschen, löst man solche Probleme, indem man das Licht in die Blutlinie fließen lässt, bevor das Ereignis überhaupt stattgefunden hat. In Eugenes Fall hat diese Methode wirksam funktioniert. Bei unserer nächsten Begegnung auf einer Messe hielt er Händchen mit seiner neuen Freundin. Er wirkte überglücklich, und ich hoffe, dieses Glück war von Dauer. Es kann unglaublich viel bewirken, wenn wir die Vergangenheit so umformen, dass sie die gewünschte Zukunft ermöglichen kann.

Lunas Muttermal ging unter die Haut

Muttermale im Gesicht – vor allem bei Frauen – gelten als exotisches Schönheitsmal, und in manchen Kulturen wie beispielsweise in China und Indien werden sie sogar als Glückssymbole angesehen.

Mit Lunas Glück war es nicht weit her, als sie mich aufsuchte. Sie litt unter regelmäßigen Depressionen und wollte die Ursache ihrer tiefen Traurigkeit erforschen, die sie schon seit der Kindheit unterschwellig mit sich herumtrug.

> »Ich fand mich noch nie hübsch«, sagte sie. »Ich bin dicker als alle anderen in meiner Familie. Ich habe nichts Außergewöhnliches – außer dem hier.« Sie deutete auf ihr Muttermal.

Ihre Bemerkung weckte meine Neugier, denn in meinen Recherchen über frühere Leben sind sichtbare Merkmale häufig Wunden aus früheren Inkarnationen. Ich fragte sie, ob sie schon mal darüber nachgedacht hatte, und sagte ihr, dass ich die Ursache für das Muttermal (falls es eine gab) zu gern herausfinden würde, um zu sehen, ob das ein guter Startpunkt sein könnte.

> »Die anderen haben immer Bemerkungen über mein Muttermal gemacht«, sagte sie. »Ich habe gehört, dass Male aus einem früheren Leben stammen können. Ja, von mir aus können wir sehen, ob das eine Ursache meiner Probleme ist.«

Ich führte sie mit der Hilfe ihres Geistführers in frühere Leben, doch es gab keinen Hinweis darauf, dass ihr Muttermal bei den Problemen in ihrem jetzigen Leben irgendeine Rolle spielte. Sie entdeckte jedoch ein früheres hartes Leben, in dem Hungern ein Dauerthema gewesen war:

SK: In welchem Jahr befinden Sie sich? Welche Zahl kommt Ihnen als Erstes in den Sinn?

Luna: Die 1920er Jahre. Ich bin auf einer Farm im Süden der USA.

SK: Wie sieht Ihr Leben aus?

Luna: Wir sind arm. Meine Familie bestellt das Land. Ich habe viele Geschwister und bin eines der mittleren Kinder. Wir haben nicht genug zu essen, und ich muss ständig mit meinen Geschwistern ums Essen und um Aufmerksamkeit kämpfen. Es ist ein elender Kampf.

SK: Wie wirkt sich diese Erfahrung auf Ihr jetziges Leben aus?

Luna: Ich habe immer noch das Gefühl, nicht gut genug zu sein und nicht genug zu bekommen. Deswegen kann ich die Extrapfunde nicht loswerden. Es ist, als würde ich an ihnen festhalten, um nicht hungern zu müssen.

SK: Sind Sie bereit, diese Energie loszulassen?

Luna: Ja.

Wir vollzogen eine Heilung, um den Schmerz des Hungers aufzulösen, und Luna ging in ein anderes Leben zurück, in dem sie sehr wohlhabend gewesen war:

SK: Wo befinden Sie sich jetzt?

Luna: In Italien. Ich glaube, in Rom.

SK: Wann?

Luna: Im 18. Jahrhundert.

SK: Was geschieht dort gerade?

Luna: Ich habe ein langes Samtkleid an. Ein sehr teures. Ich bin verheiratet. Mein Mann und ich sind gerade aus einer Kutsche gestiegen und gehen zu einer Art Versammlung.

SK: Spüren Sie die Energie der Menschen um sich herum – ist jemand dabei, den Sie aus Ihrem jetzigen Leben wiedererkennen?

Luna: Nein. Doch, einen Moment. Ja, ich sehe meinen Chef auf dem Fest. Er ist irgend so ein reicher Händler. (Sie lacht.) Er ist heute noch genauso ein Snob wie damals.

SK: Wie fühlen Sie sich als wohlhabende Frau?

Luna: Ich muss mich nicht abmühen und leide körperlich nicht, aber wenn man so viel Geld hat, hat man immer das Gefühl, als würden die Leute einen nur für das mögen, was man für sie tun kann, und nicht für einen selbst. Ich habe zwar einen lieben Mann, der mich gut behandelt, aber nicht viele Freunde. Ich meine, ich habe zwar Freunde, aber keine echten. Obwohl ich eigentlich glücklich sein sollte, fühle ich mich nicht glücklich.

SK: Kommen die Depressionen in Ihrem heutigen Leben daher?

Luna: Zum Teil ja, aber nicht nur daher.

Luna konnte keine weiteren Ereignisse in früheren Leben beschreiben, auf die sich ihre Traurigkeit bezog, was mir seltsam vorkam. Auch forderte ich sie auf, in den Spiegel zu schauen, doch sie entdeckte keine Wunden im Gesicht und keine Muttermale in den Gesichtern ihres früheren Selbst.

Generell schien die Session ihr etwas gebracht zu haben, wenn es darum ging, Seiten ihrer Persönlichkeit aufzudecken und positive Energie zu finden, die sie für ihr zukünftiges Glück nutzen konnte. Aber ich hatte dennoch das Gefühl, dass wir das wahre Ziel der Reise – nämlich den Grund für ihre Depressionen zu erfahren – nicht erreicht hatten.

Als ich sie an ihren sicheren Ort zurückführte, bevor ich sie wieder ins volle Bewusstsein brachte, entschied ich, dass es den Versuch wert war, zu sehen, ob irgendwas Ungewöhnliches oder Hilfreiches bei ihrer Familie auftauchen würde. Ihre Eltern traten dem Raum bei, und das höhere Selbst ihres Vaters sagte ihr, dass seine Seite der Familie Heilung brauche.

Wir gingen in die Vergangenheit seiner Ahnen väterlicherseits zurück, und was wir dort entdeckten, schockierte mich.

SK: Wo befinden Sie sich?

Luna: Chicago, in den 1940er Jahren. Ich bin auf der Straße. Ein Menschenmob schreit. Es herrscht das reinste Chaos. Jemand ist in den Kopf geschossen worden. Sie versuchen, die Polizei zu holen, aber sie kommen nicht durch die Menschenmenge durch.

SK: Wer wurde erschossen?

Luna: Mein Urgroßvater vor mehreren Generationen.

SK: Wer hat ihn erschossen, und warum?

Luna: Mir kommt die Mafia in den Sinn. Mein Urgroßvater war in Dinge verwickelt, von denen er besser die Finger gelassen hätte. Jetzt ist er tot.

SK: Welche Auswirkungen hatte das auf Ihre Familie?

Luna: Seine Kinder sind ohne Vater aufgewachsen. Als mein Vater noch ein Kind war, wurde auch sein Vater erschossen. Es geschah während eines Überfalls auf den Deli-Laden seiner Eltern. Mein Vater wuchs auch ohne Vater auf. Auch auf ihn hat man vor Jahren geschossen und ihn am Arm getroffen, aber er hat es überlebt. Und sogar ich war mal in einem Lebensmittelladen, während jemand versucht hat, ihn zu überfallen. Zum Glück konnte ich mich hinter einem Regal verstecken, aber ich kann froh sein, dass ich lebend da rausgekommen bin.

Es war eindeutig ein Muster, und ich musste herausfinden, wie weit zurück es reichte.

SK: Wenn Sie die Energie Ihres Urgroßvaters und der Umstände, die zu seinem Tod führten, spüren – ist das das Ursprungsereignis Ihrer Probleme und der Traurigkeit in Ihrem jetzigen Leben?

Luna: Nein.

SK: Stellen Sie sich vor, Sie könnten in der Linie Ihrer Vorfahren noch weiter bis zu dem Ereignis zurückgehen, das die wahre Ursache ist. Kommen Sie jetzt dort an. Wo sind Sie?

Luna: Ich bin in Sizilien. Anfang des 19. Jahrhunderts.

SK: Sehr gut. Wer ist dort und was geschieht da?

Luna: Ein Mann. Ein Ururgroßvater vor mehreren Generationen, bevor die Familie nach Amerika auswanderte. Er hat Probleme mit den Leuten, die das Sagen haben. Er hat sich gegen sie gewandt. Sie sind wütend auf ihn und sagen, er könne das Land nicht verlassen. Einer von ihnen versucht, meinen Ururgroßvater zu töten, daher tötet er ihn. Er ist ein junger Mann. Fast noch ein Kind. Ich sehe, wie er sich zitternd über den Sterbenden beugt. Der Mann blutet stark. Während er im Sterben liegt, verflucht er meinen Ururgroßvater. Er sagt ihm, seine ganze Familie würde für das, was er getan hat, sterben. Er hätte sein Volk verraten. Der Mann schreit, dass mein Ururgroßvater und seine Familie und die Kinder seiner Kinder für immer dafür bezahlen werden.

SK: Gehen Sie nun im Zeitraffer zu seinem Todestag und sehen Sie, wie er in die geistige Welt übergeht.

Luna: Ihm wurde ins Gesicht geschossen. Hier. (Sie zeigt auf den Bereich, in dem sich ihr Muttermal befindet.) Er ist so traurig. Er war noch jung und hat seine Familie zurückgelassen. Er bereut vieles, aber er wollte das Land verlassen und musste herausfinden, dass es unmöglich war.

SK: Ist das der Grund, warum Ihre Seele das Muttermal in Ihrem jetzigen Leben manifestiert hat?

Luna: Ja. Ich trage diese Energie mit mir herum. Das Muttermal soll mich daran erinnern.

SK: Wäre es okay, die Energie der Vergangenheit jetzt loszulassen?

Luna: Das würde ich gerne tun, ja. Ich bin mir aber nicht sicher, ob wir es können.

SK: Stellen Sie sich vor, Sie gehen in der Zeit zurück und nehmen alle Vorfahren, die an den Ereignissen beteiligt waren – Ihren Vater, Großvater, Urgroßvater und alle Verwandten, auf die sich der erste Vorfall ausgewirkt hat, mit. Lassen Sie zu, dass sich Ihr Vorfahre aus Sizilien bei dem Mann entschuldigt, den er getötet hat, und sehen Sie, ob er für Sie alle Abbitte leisten kann. Lassen Sie sie darüber reden.

Luna: Mein Vorfahre sagt ihm, dass es ihm leidtut und dass er sich nicht in die Sache hätte einmischen sollen. Er war aber arm gewesen, und diese Familie war freundlich zu ihm. Für die Gefallen, die sie ihm taten, wollten sie, dass er Menschen umbringt.

Mein Vorfahre konnte das nicht. Er wollte noch nicht mal diesen Mann töten, aber er musste sein Leben verteidigen. Er fühlte sich deswegen sehr elend, aber er wurde schon bald darauf für seine Tat umgebracht. Er wollte niemanden verraten, und er wollte auf keinen Fall, dass seine Nachkommen darunter leiden würden. Die Familie war Anfang des zwanzigsten Jahrhunderts noch in die Mafia involviert. Das haben mir meine Eltern erzählt. Schließlich ist unsere Familie aus der Gegend von Chicago weggezogen, um sich woanders ein neues Leben aufzubauen, aber es scheint, als würden die Schwierigkeiten ihnen überallhin folgen. Wir wollen alle nur Frieden und glücklich sein, mehr nicht.

SK: Ist das die Ursache Ihrer Traurigkeit?

Luna: O ja. Es ist, als würde ich die Traurigkeit und Reue dieses Ururgroßvaters fühlen. Er hat sie an alle weitervererbt, zusammen mit dem Fluch. Er sagt, es tue ihm leid, und er entschuldigt sich jetzt bei uns allen.

SK: Sorgen Sie dafür, dass sich alle unterhalten, vergeben und die Energie freisetzen. Sehen Sie, ob der Mann, den Ihr Vorfahre angeblich verraten hat, bereit ist, ihm jetzt zu verzeihen. Lassen Sie sich Zeit. Sagen Sie mir, was weiter passiert und wenn Sie fertig sind.

Luna: Sie reden alle darüber. Es ist nicht so leicht zu verzeihen. Der Mann, den er getötet hat, sagt, er habe gewusst, dass mein Ururgroßvater naiv gewesen sei.

SK: Kann er einen Teil der Verantwortung für das übernehmen, was Ihr Vorfahre ihm angetan hat?

Luna: Ja. Was er getan hat, bereut er nicht. Er sagt aber, er finde, genug Zeit sei verstrichen, obwohl er damals sehr wütend gewesen sei. Er kann nun verzeihen.

SK: Stellen Sie sich vor, Sie würden den Vorfahren und den Mann, den er erschossen hat, ins Licht schicken. Sehen Sie, wie sie vollkommen in die geistige Welt übergehen und Frieden empfinden. Lassen Sie zu, dass alle Traurigkeit, die Sie und Ihre Vorfahren von diesem Zeitpunkt in der fernen Vergangenheit an mit sich herumgetragen haben, in Liebe und Frieden umgewandelt wird.

Nach ausgiebiger Heilung fand Luna noch eine interessante Dynamik ihrer Familienbande heraus:

SK: Hat Ihre Seele mit einem Ihrer Familienmitglieder ein Abkommen geschlossen, in diesem Leben mit ihm zusammen zu sein?

Luna: (denkt nach) Ja und nein. Meine Seele wollte in Italien sein, weil ich es dort geliebt habe, und ich habe das Gefühl, in diesem Leben aus irgendeinem Grund nicht nach Italien zu gehen. Es gab einige Dinge, die diese Familie mir beibringen konnte, und ich mochte sie, weil sie aus Italien stammt. Ich vermute, so war ich Italien nahe genug, ohne tatsächlich dort zu leben.

Indem sich Luna eingestand, dass sie im jetzigen Leben unabhängig von den Gründen willentlich bei ihrer Familie gewesen war, erreichte sie eine Tiefenheilung. Sie reiste durch die Vergangenheit und schickte heilendes Licht und Energie an alle Familienmitglieder.

Die Vorstellung, dass ihr Muttermal kein Überbleibsel ihrer eigenen früheren Leben war, sondern vom Erlebnis eines Vorfahren stammte, faszinierte mich. Natürlich können körperliche Merkmale über Generationen weitergereicht werden, aber der Gedanke, dass ihre Ursache nicht nur in den Genen zu finden ist, ist unglaublich.

Am Ende unserer Session sagte sie, sie fühle sich besser. Ich begegnete ihr kurze Zeit darauf wieder, und da erzählte sie mir, dass die Session ihr mehr geholfen hatte als alles andere, was sie bis dahin versucht hatte, und dass es ihr nun viel besser ging. Auch plante sie eine Reise nach Italien, um das Land zu besuchen, das ihre Seele in früheren Zeiten so geliebt hatte.

Auf Tobys leiblicher Familie lastete ein Fluch

Toby war Ende zwanzig und gerade mit der Hochschule fertig, als er mich aufsuchte. Wie er erklärte, hatte er eine tolle Familie und immer mehr gehabt, als er zum Leben brauchte.

»Das Leben ist zwar schön, aber ich gerate immer wieder in Schwierigkeiten. Ich hatte einen Unfall. Ich verlor den Job, obwohl meine Chefs sagten, dass sie mich mögen. Ich habe eine Prüfung verpatzt, weil ich einen wichtigen Abschnitt übersehen habe. Die Liste ist endlos.«

Auch wenn wir alle mitunter schwierige Zeiten durchmachen, habe ich festgestellt, dass ein Großteil unseres Erfolgs oder Misserfolgs im Leben von unserer Einstellung und der Fähigkeit, Probleme zu meistern, abhängt. Toby schien zwar aus einem stabilen Elternhaus zu kommen, aber wie konnte ich mir dessen sicher sein? Wahrscheinlich wurden die meisten seiner Schwierigkeiten von ihm selbst verursacht, unabhängig davon, ob er sich seiner Handlungen bewusst war oder nicht.

»Ach ja, ich habe vergessen zu erwähnen, dass ich adoptiert bin. Ich denke nicht weiter darüber nach. Ich habe nie versucht, meine leiblichen Eltern zu suchen. Mein Leben läuft gut, und ich will nichts über Leute wissen, die mich offensichtlich nicht gewollt haben.«

»Hat man Ihnen das gesagt?«, hakte ich nach. »Dass Ihre leiblichen Eltern Sie nicht behalten wollten?«

»Nein«, sagte Toby. »Aber das muss doch wohl so sein, oder?«

Ich versuchte, ihn zu ermutigen, indem ich erwähnte, dass Menschen ihre Kinder aus den verschiedensten Gründen zur Adoption freigeben und dass es meistens im Interesse des Kindes ist, wenn die Eltern das Gefühl haben, ihm kein richtiges Zuhause und Fürsorge bieten zu können.

Damit schien Toby etwas anfangen zu können. Er sagte, er habe tief im Inneren ein merkwürdiges Gefühl.

»Es ist, als wären wir verflucht. Ich meine unsere Familie. Nicht meine Familie, sondern meine leiblichen Eltern. Irgendwas vermittelt mir den Eindruck, als hätten sie schlechtes Karma.«

»Warum glauben Sie das?«, fragte ich ihn.

»Meine jüngeren Geschwister – die leiblichen Kinder unserer Eltern – haben lauter Einser und viele Freunde. Sie gewinnen alle möglichen Wettbewerbe und sind in allem, was sie anrühren, die

Besten, aber für mich läuft nichts richtig, auch wenn wir alle drei ziemlich gleich behandelt werden. Es ist, als würde eine dunkle Wolke über mir schweben, die nie weiterzieht, egal was ich tue. Es ist, als wäre ich verflucht.«

Glaube ist für Heilung unabdingbar. Wenn Sie glauben, Ihr Leben besser machen zu können, dann ist das der erste Schritt hin zur Wandlung. Wenn Sie andererseits, wie Toby es tat, glauben, Sie seien verflucht, bedarf es einer starken Heilung, um diesen Glauben zu ändern und Sie in die richtige Richtung zu bringen.

Falls auch Sie adoptiert wurden, bekommen Sie weiter hinten im Buch die Gelegenheit, sich auf die Reise zu Ihren leiblichen Eltern zu machen, die Sie möglicherweise gar nicht kennen. Um Toby zu helfen, die sonnige Seite des Lebens wiederzuentdecken, führte ich ihn in einen Raum, in dem er mit dem höheren Selbst seiner leiblichen Eltern zusammenkommen und über alles mit ihnen reden konnte. Wir nahmen eine Heilung vor, bei der Toby sie fragen konnte, warum sie ihn zur Adoption freigegeben hatten:

SK: Stellen Sie sich vor, Sie könnten hören, was Ihre Eltern Ihnen sagen.

Toby: Meine leibliche Mutter sagt, es sei ihre Idee gewesen, weil auf ihrer Familie ein Fluch liege.

SK: Wie ist das geschehen?

Toby: Sie sagt, ihre Mutter habe ihr erzählt, dass sie verflucht seien und dass in ihrer Familie nie etwas gut gelaufen sei. Sie dachte, wenn sie mich zur Adoption freigibt, hätte ich eine Chance auf ein gutes Leben. Außerdem hatte mein Vater sie verlassen, und so hatte sie keine andere Wahl.

SK: Können Sie ihr verzeihen?

Toby: Ja.

SK: Gibt es etwas in der Vergangenheit ihrer Vorfahren, was jetzt geheilt werden muss? Achten Sie darauf, ob Ihre Mutter mit Ja oder Nein antwortet.

Toby: Ja.

SK: Kann sie Sie zur Ursache des Familienfluchs zurückbringen, damit Sie mehr Informationen darüber erhalten und heilen können?

Toby: Ja.

SK: Gehen Sie nun zurück zu dem ursprünglichen Ereignis, bei dem der Familienfluch ausgelöst wurde. Kommen Sie jetzt dort an. Wo befinden Sie sich?

Toby: In Frankreich.

SK: Gut. Was passiert dort gerade?

Toby: Ich sehe eine Frau in einer Kirche.

SK: Wer ist die Frau?

Toby: (einen Moment später) Ich bin mir nicht sicher. Eine entfernte Verwandte.

SK: Welches Jahr haben wir?

Toby: 1100.

SK: Sehr gut. Was geschieht dort?

Toby: Sie lässt ein Buch mitgehen.

SK: Was für ein Buch?

Toby: (denkt nach) Irgendein wertvolles Buch voller heiliger Texte und religiöser Schriften. Im Buch steht eine Warnung, die besagt, dass jeder, der es mitnimmt, für immer verflucht sein und sterben wird.

SK: Warum hat sie es mitgenommen?

Toby: Ihre Familie ist krank und liegt im Sterben. Sie kann nicht lesen. Sie hofft, die Gebete im Buch werden ihre Familie retten, auch wenn sie nicht weiß, was drinsteht.

SK: Weiß sie, dass sie verflucht ist?

Toby: Nein, aber sobald sie das Buch gestohlen hat, fängt ihre Pechsträhne an.

SK: Was zum Beispiel?

Toby: Mehrere Mitglieder ihrer Familie sterben. Sie hat es schwer, Nahrung zu finden. Sie wird krank und stirbt zwar nicht, aber sie leidet und erholt sich nie mehr richtig von der Krankheit.

SK: Wie hat sich das auf Sie und Ihre leibliche Familie über die Jahrhunderte ausgewirkt?

Toby: Wir hatten immer Geldprobleme.

SK: Kann die Frau, die das Buch gestohlen hat, es zurückbringen? Stellen Sie sich vor, sie könnte es jetzt tun. Nehmen Sie wahr, dass sie in die Kirche geht, das Buch anfasst, sich dann aber entscheidet, es an seinem Platz liegen zu lassen. Sagen Sie mir, wenn Sie sich diese neue Realität vorstellen.

Toby: Okay.

SK: Gehen Sie nun im Zeitraffer weiter in der Zeit und sehen Sie, was sich als Folge ihrer neuen Entscheidung verändert hat. Was wird aus der Familie der Frau?

Toby: Sie sind trotzdem krank und sterben.

SK: Früher als sie gestorben wären, wenn die Frau das Buch mitgenommen hätte?

Toby: Nein.

SK: Und was ist mit ihr?

Toby: Sie wird trotzdem krank und fühlt sich nicht gut. Es hat keinen großen Unterschied gemacht.

SK: Warum hat es sich dann auf Ihre Familie ausgewirkt?

Toby: Es hat sich innerlich ausgewirkt. Die Frau fühlte sich schlecht, weil sie das Buch mitgenommen hatte, und die Straftat nagte an ihrer Seele. Es war eher diese Energie, die weitergereicht wurde, statt dem, was wirklich passierte.

SK: Stellen Sie sich vor, sie würde das Buch nicht mitnehmen, und achten Sie darauf, wie viel friedlicher sie als Folge dieser neuen Entscheidung war. Sagen Sie mir, wenn diese Energie in jede Zelle ihres Wesens fließt und sie friedlicher als je zuvor macht.

Toby: Ja. Es hat funktioniert. Sie ist auf eine Art glücklicher. Sie erkennt jetzt, dass sie niemanden retten kann. Alle sterben zwar, aber sie kann ihre eigene Seele retten. Sie hat jetzt ihren inneren Frieden.

Wir heilten die Blutlinie der Familie weiter ab. Am Ende der Session bestätigte Toby, dass seinem Gefühl nach der Fluch weg sei. Ich habe nichts mehr von ihm gehört und hoffe, sein Gefühl des stärkeren inneren Friedens ist von Dauer. Dies war wieder einmal eine Situation, in der der Vorfahre zurückgehen und eine neue Entscheidung treffen musste, um die Heilung zu bewirken.

Die Seele ist komplex, und Toby hat gelernt, dass die physischen Ereignisse nicht immer so wichtig sind wie das, was mit der Seele und dem Geist geschieht. Auch die Kontaktaufnahme zu seinen leiblichen Eltern schien ein deutliches Gefühl des inneren Friedens und der Heilung zu bewirken. Wie allen meinen Klienten wünsche ich ihm alles Gute auf seinem Lebensweg!

Greggs krummer Zeh war die Verbindung zu seiner Vergangenheit

Jeder von uns hat kleine Ticks und Schwächen, die ihm eigen sind und – körperlich oder emotional – ein gewisses Unbehagen verursachen. Haben Sie sich jedoch schon einmal gefragt, wo solche Eigenschaften herkommen? Die folgenden Fälle handeln von Klienten, die zurück in die Vergangenheit gingen, um die Verstrickungen mit vergangenen Ereignissen zu lösen, die sie an die Geschichte ihrer Vorfahren fesselte. Während seiner Rückführung in ein früheres Leben erwähnte mein Klient Gregg beiläufig seinen krummen Zeh, der ihm schon immer Probleme bereitet hatte.

»Mein Vater hat dasselbe Problem – nur ist sein Zeh völlig flach«, erklärte Gregg. »Er hat mir erzählt, dass sein Cousin dasselbe Merkmal hatte. Ihre Mütter waren Schwestern, und alle von uns, die einen krummen Zeh haben, waren die Erstgeborenen in der Familie. Komisch, oder? Mein Zeh ist über die Jahre besser geworden, weil ich regelmäßig schwimme und Streckübungen mache. Mein Vater machte sich nie was aus Sport, aber ich habe Glück gehabt. Es könnte noch viel schlimmer sein.«

Obwohl sein krummer Zeh nicht der Hauptgrund für seine Rückführung war, machte ich mir eine Notiz und versuchte, die Ursache des Zehenproblems in Greggs eigenen früheren Leben zu finden. Als das nichts brachte, kam mir intuitiv, dass es nützlich wäre, der Sache auf den Grund zu gehen. Also versuchte ich einen anderen Ansatz:

SK: Stellen Sie sich vor, Sie würden jetzt über die Ahnenlinie Ihres Vaters schweben. Gehen Sie zurück zur Ursache der gekrümmten Zehen, die so vielen in Ihrer Familie Probleme bereitet haben. Kommen Sie nun dort an und sagen Sie mir, was passiert.

Gregg: Ein Kind wird geboren. Es ist, als würde ich über einer Geburt schweben.

SK: Sehr gut. Welches Jahr haben wir – das Erste, was Ihnen in den Sinn kommt?

Gregg: Sehr, sehr früh. Ich bin nicht sicher. Mir kommt das 13. Jahrhundert in den Sinn.

SK: Wo auf der Welt befinden Sie sich?

Gregg: Irgendwo in Europa. Nahe an Irland, würde ich sagen.

SK: Was geschieht dort gerade? Stellen Sie sich vor, Sie könnten die Ereignisse weiterhin beobachten.

Gregg: Auch dieses Baby ist das Erstgeborene. Anfangs ist die Familie glücklich, aber nach seiner Geburt bemerken die Eltern, dass der linke Fuß verkrüppelt ist. Es ist dasselbe wie bei meinem Vater und mir, mit dem einzigen Unterschied, dass wir nur einen krummen Zeh haben, aber sein ganzer Fuß verwachsen ist.

SK: Es ist also ein Junge?

Gregg: Ja. Der Vater des Kindes will ihn nach draußen bringen und dort sterben lassen, aber die Mutter lässt das nicht zu. Sie fleht die Familie an, ihn über Nacht bei sich haben zu dürfen, und während die anderen schlafen, rennt sie weg, um ihn zu retten.

SK: Gehen Sie im Zeitraffer weiter und sagen Sie mir, was als Nächstes passiert.

Gregg: Sie geht mit ihm in ein anderes Dorf, in dem niemand sie kennt. Sie sagt den Dorfbewohnern, ihr Mann sei tot. Sie zieht das Baby alleine groß, aber sie bedeckt immer den Fuß, damit niemand ihn sehen kann.

SK: Warum?

Gregg: Sie sind ... ich würde sagen, sie sind Heiden, aber es gibt da auch Christen, die ihrem Glauben misstrauen. Wenn sie den Klumpfuß sehen würden, würden sie wahrscheinlich denken, er sei vom Teufel verflucht, auch wenn das nicht stimmt. Deswegen muss sie ihrem Sohn beibringen, sich zu verstecken und keiner Seele je davon zu erzählen.

SK: Was geschieht als Nächstes? Stellen Sie sich vor, Sie könnten das Leben des Jungen verfolgen.

Gregg: Er schafft es, den Fuß vor allen zu verbergen, auch wenn er leicht humpelt. Keiner sieht ihn je ohne Schuhe. Er führt ein gutes, recht normales Leben, auch wenn es schwere Zeiten sind. Erst in der Hochzeitsnacht erzählt er seiner Frau davon. Er schämt sich und fühlt sich deswegen minderwertig. Ihr ist sein Fuß jedoch egal. Sie liebt ihn.

SK: Spulen Sie jetzt bis zu seinem Todestag vor. Kommen Sie dort an. Achten Sie darauf, wie er in die geistige Welt übergeht.

Gregg: Wenn man sein hartes Leben bedenkt, hat er lange gelebt. Er hat mehrere Kinder und ist relativ glücklich. Er ist nie mehr zu seiner eigenen Familie zurückgekehrt. Er hat seinen Vater nie kennengelernt, und deshalb war es ihm wichtig, für seine eigenen Kinder da zu sein.

SK: Hatte eines von ihnen auch das Problem mit dem Fuß?

Gregg: Ja, der Erstgeborene.

SK: Gut. Was hat er in diesem Leben gelernt, und wie hat sich seine Erfahrung auf Sie und Ihre Vorfahren ausgewirkt?

Gregg: Er hat gelernt, den Mund zu halten und sich anzupassen. Es hat sich auf alle anderen ausgewirkt, vor allem, wenn das erstgeborene Kind ein Sohn war. Es existiert ein Gefühl der Scham und der Minderwertigkeit für sein Äußeres, das über den verkrüppelten Zeh hinausgeht. Das findet sich eindeutig in meiner Familie wieder.

SK: Was wurde aus seiner Mutter?

Gregg: Sie blieb im Dorf wohnen und heiratete. Sie bekam noch weitere Kinder, aber sie behielt die Angst, ihre Lüge könnte auffliegen. Sie musste ein Doppelleben führen und schaute ständig über die Schulter. Sie befürchtete ständig, ihr erster Mann könnte sie finden und töten. Sie hatte auch Angst um ihren Sohn und was die Gemeinde sagen würde, wenn einer von ihnen seinen Fuß sah. Die Angst fraß ihre Seele auf.

SK: Bereute sie den Entschluss zu gehen?

Gregg: Nein. Ihre Familie hatte sie gezwungen, den Vater des Kindes zu heiraten. Er war brutal und viel älter als sie. Streng und grausam. Die Mutter des Jungen hätte selbst nicht viel länger überlebt, wenn sie bei ihm geblieben wäre. Irgendwann hätte er sie sicher vor Wut umgebracht. Es war also der nackte Wille zu überleben. Sie schaffte es, schließlich ihr Glück zu finden – nicht so, wie wir es heute kennen, aber immerhin besser als das, was die meisten Leute damals erwarten konnten, und sie hatte das Richtige getan, indem sie verhindert hatte, dass ihr Sohn getötet würde.

SK: Wie wurde ihr Mut über die Generationen weitergegeben?

Gregg: (denkt nach) Ja, das kann ich sehen, auch wenn … es ist schwer in Worte zu fassen, aber ja, sie hat sicher auch einen guten Einfluss auf alle zukünftigen Generationen gehabt.

SK: Stellen Sie sich vor, dass ein heilendes Licht von oben herunterscheint und über den Jungen fließt, über den Mann, zu dem er heranwuchs, über seine Mutter, all seine Kinder und jeden einzelnen Vorfahren zwischen damals und heute. Lassen Sie alle diese Heilung empfangen und sagen Sie mir, wenn es sich besser anfühlt.

Gregg: (kurz darauf) Ja, es fühlt sich besser an.

SK: Nehmen Sie das heilende Licht mit, während Sie weiterhin bis heute zurückschweben. Lassen Sie zu, dass sich alle

Ereignisse zwischen damals und heute im Licht der neuen Heilung neu ordnen. Stellen Sie sich vor, Sie schicken das Licht und die Kraft und den Mut der Mutter des Jungen all Ihren Vorfahren mütterlicherseits bis hin zu Ihrem Großvater und zu sich. Achten Sie auf das energetische Band, das den Jungen mit Ihnen allen verbindet. Stellen Sie sich vor, jetzt das Band durchzutrennen und Ihre Füße von der genetischen Erinnerung zu lösen. Lassen Sie das heilende Licht in Ihren Fuß strömen, wo es die Energie neu ordnet, heilt und verändert, so dass Sie sie nicht länger als Familie mit sich herumtragen müssen. Sind Sie bereit? Drei, zwei, eins – schneiden Sie das Band jetzt durch. Lassen Sie reines weißes Licht durch die Energie strömen und sagen Sie mir, wenn es sich besser anfühlt.

Gregg: (einen Augenblick später) Ja, jetzt ist es besser. Viel besser.

SK: Sind diese Ereignisse der Ursprung der Zehenverkrümmungen in Ihrer Familie?

Gregg: Nein.

SK: Gehen Sie zum wahren ursprünglichen Ereignis zurück. Kommen Sie jetzt dort an. Was geschieht dort?

Gregg: Ich bin in derselben Gegend, in Irland. Die Familie streitet sich mit einer anderen Familie um ein Stück Land. Unsere Familie glaubt, sie hat ein Recht auf das Land, und weil sie zu diesem Zeitpunkt mehr Geld als die andere Familie hat. Meine Vorfahren drängen die anderen ab. Nach dem Landkauf sagte ein Mitglied der anderen Familie, das sich überrumpelt fühlte, zu meinem Vorfahren – der das Land gekauft hat –, er hätte vielleicht Glück und Land, aber seine ganze Familie würde dafür bezahlen. Er verfluchte die Familie und sagte, sie würden als Krüppel geboren und ein kurzes, unseliges Leben haben, weil mein Vorfahre das getan hätte.

SK: Wie hat sich das auf Ihren Vorfahren ausgewirkt?

Gregg: Es ist eingetreten. Ich sehe, dass er geheiratet hat und dass sein Erstgeborener so deformiert war, dass er nach wenigen Tagen starb. Auch einige der anderen Kinder waren behindert.

Er hatte zwar Geld und Land, aber sein Leben war hart und unselig.

SK: Treten Sie in Verbindung zu diesem Vorfahren und zum höheren Selbst des Mannes, der Ihre Familie verflucht hat. Stellen Sie sich vor, dass Ihr Vorfahre sich entschuldigt und der andere ihm verzeiht. Sagen Sie mir, wenn es vorbei ist.

Gregg: Der Mann sagt, er könne zwar verzeihen, aber niemals vergessen.

SK: Ist er bereit, den Fluch zurückzunehmen?

Gregg: Nicht ohne eine aufrichtigere Entschuldigung.

SK: Kann Ihr Vorfahre ihn darum noch aufrichtiger bitten?

Gregg: Sie bemühen sich um eine Einigung. Wie der andere Mann sagt, wurde ihm klar, dass er mit dem kleineren Stück Land besser dran war und dass sein Leben ganz gut war. Er ist nicht mehr wütend und wird den Fluch aufheben.

SK: Lassen Sie ihn das jetzt tun und bitten Sie Ihren Engel, ihm, Ihrem Vorfahren und allen, die unter den Folgen der Situation gelitten haben, Heilung zu gewähren.

Es überraschte mich, als Gregg die gesamte Heilung des krummen Zehs vollendet hatte und verkündete, dass diese erste Situation gar nicht die Quelle der Probleme gewesen war. Die Seele gleicht tatsächlich einer Zwiebel mit ihren vielen Schichten, die geschält werden müssen, um die Antworten zu finden. Faszinierend! Bis heute wüsste ich zu gern, wie viele von Greggs anderen Verwandten auch krumme Zehen hatten.

Später hörte ich noch einmal von Gregg. Wie er mir berichtete, machte er zwar weiterhin seine Übungen, aber seit der Rückführung und dem genetischen Heilungsprozess seiner Vorfahren war sein Zeh tatsächlich etwas gerader als je zuvor geworden und verursachte weniger Schmerzen. Teilweise ließ sich das durch seine ständige Pflege und die Übungen erklären, aber möglicherweise spielten auch die Rückführung und das heilende Licht des Verstehens eine gewisse Rolle. Das vermute ich.

Marty tröstete einen sterbenden Vorfahren

Marty tat sich in seinem Beruf schwer und suchte mich wegen einer Session auf, um zu sehen, ob er nicht eine Lösung finden könnte.

»Mein Chef und ich liegen uns ständig in den Haaren«, erzählte er. »Ich verstehe nicht, welche Dynamik zwischen uns besteht und warum ich solche Probleme mit ihm habe. Ich arbeite Überstunden, aber wenn ich ein Projekt fertig habe, ist es ihm nie recht. Er hat gewisse Verhaltensmuster mir gegenüber, die im Vergleich dazu, wie er alle anderen behandelt, unfair erscheinen. Keiner in unserer Abteilung macht so viele Überstunden wie ich. Keiner der anderen schreibt seine Berichte immer wieder um. Nichts, was ich tue, ist ihm gut genug. Die Anspannung zwischen uns ist so seltsam. Ich frage mich, ob wir nicht irgendein Karma auflösen müssen.«

Obwohl ich Marty aufforderte, zu einem ursprünglichen Ereignis zurückzukehren, das mit dem Problem mit seinem Chef zu tun hatte, und davon ausging, dass es in einem seiner früheren Leben zu finden war, reiste er stattdessen zu einem frühen Leben zurück, in dem er einen Vorfahren sah, der an einem königlichen Hof arbeitete. Das Datum konnte er nicht nennen; er berichtete nur, dass der Ahne ein Musiker war, der stundenlang übte und sich bemühte vorauszuahnen, welche Musik er für den König spielen sollte.

SK: Sind Sie sicher, dass es sich nicht um eines Ihrer eigenen früheren Leben handelt?

Marty: Ganz sicher. Es ist das Leben eines Vorfahren.

SK: Mütterlicher- oder väterlicherseits?

Marty: Ein Ahne meines Vaters.

SK: Ausgezeichnet. Was wird aus dem Musiker?

Marty: Er hatte ein hartes Leben. Er musste in allem immer einen Schritt voraus sein, um den König zufriedenzustellen. Er dachte nie an sich, nur ans Überleben und daran, für seine Familie zu sorgen.

SK: Während Sie die Energie der Menschen in diesem Leben fühlen – ist einer unter ihnen, den Sie in Ihrem jetzigen Leben persönlich kennen?

Marty: Der anspruchsvolle König, der nie zufrieden ist, ist mein Chef. Es klingt zwar komisch, aber er kannte auch schon meinen Vorfahren und behandelt mich jetzt genauso wie ihn damals.

SK: Inwiefern hat sich das über die Generationen auf Ihre Familie ausgewirkt?

Marty: Ich sehe, dass mein Vater davon beeinträchtigt ist. Er hat seit vielen Jahren starke Rückenschmerzen, und nichts scheint dagegen zu helfen. Auch mein Großvater und meine Onkel hatten Rückenprobleme.

Martys interessanter Fall wurde noch faszinierender, als ihm klar wurde, dass eine eifersüchtige Rivalin einen Fluch gegen seinen Vorfahren ausgesprochen hatte:

SK: Was geschieht jetzt?

Marty: Mein Vorfahre hat gerade ein Lied gespielt. Dem König hat es gefallen. Mein Vorfahre wird von einer anderen Musikerin böse angestarrt. Sie hat gehofft, seine Position einnehmen zu können. Draußen vor der Palastmauer lauert sie auf ihn, schleudert ihm irgendwelche Kräuter ins Gesicht und schwört, er würde so hart arbeiten, dass ihm der Rücken brechen würde, und Leid würde über seine gesamte Familie kommen, wenn er nicht freiwillig abträte.

SK: Gehen Sie im Zeitraffer weiter. Was geschah dann?

Marty: Er lachte sie aus und ging weiter. Später stürzte er bei einem seltsamen Unfall von der Kutsche und brach sich den Rücken. Ich sehe ihn auf dem Boden liegen. Er stirbt. Es ist merkwürdig: Ich habe das Gefühl, wie ein Beobachter dabei zu sein. Es ist, als würde ich ihn trösten. Er ist voller Panik, weil er weiß, dass er es nicht mehr zurück nach Hause schaffen wird. Er wird den Unfall nicht überleben. Ich schicke ihm Energie.

SK: Sehr gut. Wie hat sich dieses Ereignis auf Ihre Familie ausgewirkt?

Marty: Jeder von uns hat Rückenprobleme. Alle meine Geschwister und ich, mein Vater, sein Vater, ein paar meiner Onkel, soweit ich mich erinnern kann. Es hat sich auf alle ausgewirkt.

Schon damals, als ich noch Quantenphysik studierte, kam mir die Vorstellung, dass möglicherweise unsere vermeintlichen Geistführer in Wahrheit zukünftige Versionen unserer selbst sein könnten, die in unsere Zeit zurückkehren, um uns zu warnen oder zu trösten. Haben Sie schon einmal über diese Vorstellung nachgedacht? Wir alle spüren eine unsichtbare Kraft oder Präsenz, die uns in schweren Zeiten beisteht. Was wäre, wenn die Energie, die Sie tröstet, in Wirklichkeit *Sie selbst* sind? Klingt unglaublich, oder? Es ist gut möglich, dass unser früheres oder zukünftiges Selbst eingreifen kann, um uns zu unterstützen. Die Zeit ist nicht mehr als eine Illusion. Was wäre, wenn Ihr zukünftiges Selbst Sie davor bewahren würde, falsch abzubiegen und in einen Unfall verwickelt zu werden? Was, wenn eine andere Version Ihrer selbst Sie festhält, während Sie weinen? Es ist eine interessante Vorstellung, und Martys Fall erinnerte mich daran und warum es tatsächlich so sein könnte.

Sobald Marty die Heilung des Rückenproblems durchgeführt und das Band mit denen, die das Unrecht verursacht hatten, durchgeschnitten hatte, konnte er mit einem besseren Gefühl nach Hause gehen. Als ich ihn später wiedersah, hatten sich auch seine Rückenschmerzen verringert. Bei der Arbeit hatte sich die Beziehung zu seinem Vorgesetzten sofort gebessert, und sein Chef nervte ihn nicht mehr damit, all seine Projekte neu zu überdenken und umzumodeln. Die Heilung war offensichtlich angekommen und wirkte sich auf alle Beteiligten positiv aus.

Emily nahm sich ihre Erziehung zu Herzen

Emily war einer der nettesten Menschen, denen ich je begegnet bin, doch trotz ihrer sanften Seele hatte sie große Probleme. Sie war in einem streng religiösen Elternhaus im ländlichen Amerika aufgewachsen und glaubte fest daran, dass sie für immer verflucht sei. Mit Mitte zwanzig wandte Emily sich der Spiritualität zu und war seitdem für andere Möglichkeiten als die religiösen Lehren ihrer Kindheit offen. Doch während ich mich mit ihr unterhielt, merkte ich, dass die tief verwurzelten Glaubenssysteme ihres Elternhauses tiefer gingen, als ihr wohl bewusst war.

Emily suchte mich wegen ihrer Geldprobleme auf. Sie spielte gern um Geld und hatte vor kurzem die Summe verloren, die sie für ein neues Auto angespart hatte. Wir gingen in mehrere frühere Leben zurück, um die Ursache ihrer ungesunden Beziehung zu Geld aufzuspüren, und in der Session deckten wir etwas Interessantes auf.

»Ich kann gar nicht davon ausgehen, dass es mir gutgeht«, erklärte sie. »Ich bin verflucht und kann nichts dagegen tun.«

Ich musste die Erklärung für ihre lähmende Überzeugung aufdecken und hoffte, Emily irgendwie helfen zu können, eine nicht so fremdgesteuerte Sicht auf die Realität zu finden. Folgendes geschah während der Sitzung:

SK: Wer hat Ihnen gesagt, Sie seien verflucht? Was ist passiert, das Ihnen diese Überzeugung vermittelt hat?

Emily: Es steht doch in der Bibel. Die Missetaten der Väter werden über die Kinder heimgesucht.

SK: Wurde Ihnen das beigebracht?

Emily: Mein Vater war Pfarrer, und das haben wir geglaubt. Ich habe diese Vorstellung zwar hinter mir gelassen und versucht, mein eigenes Leben zu leben, aber egal was ich mache – ich komme irgendwie nicht weiter. Etwas hält mich unten, und dann werde ich jedes Mal an seine Worte erinnert. Man kann eh nichts daran ändern. Es ist so, wie es ist.

SK: Stellen Sie sich vor, Sie könnten das höhere Selbst Ihres Vaters zu sich holen und mit ihm und Ihrem Engel zu einem Ereignis in der Vergangenheit reisen, bei dem dieser Fluch entstanden ist. Kommen Sie jetzt dort an. In welcher Zeit sind Sie?

Emily: In der vierten Generation. So wie er es mir gesagt hat.

SK: Wen sehen Sie?

Emily: Einen Mann.

SK: Wo und wann?

Emily: Nicht weit von meinem Heimatort, irgendwann im 19. Jahrhundert.

SK: Gut. Was geschieht dort?

Emily: Der Mann hat eine Frau und mehrere Kinder, aber er trinkt und geht ohne sie in die Stadt, wo er das ganze Geld der Familie verliert.

SK: Holen Sie sein höheres Selbst heraus und sprechen Sie mit ihm. Fragen Sie ihn, ob es in Ordnung wäre, diese Energie freizusetzen und Ihr eigenes Leben anders zu gestalten – ein Leben, in dem Sie das Geld festhalten können.

Emily: Nein. Ich trage seine Last. Er sagt, es tue ihm leid, aber er könne nichts dagegen tun. Er hält die Bibel hoch und erinnert mich daran. Ich kann nichts dagegen tun.

Die restliche Session über versuchten wir, heilendes Licht in alle möglichen Situationen zu bringen und die Bänder zwischen ihrem höheren Selbst und ungewollten Energien aus der Vergangenheit zu zerschneiden. Ich sprach mit Emily darüber, wie sie sich für neue Möglichkeiten entscheiden könnte. Doch was immer ich auch versuchte – sie beharrte auf ihrem Glauben und dass sie sich nicht davon lösen könnte. Mitunter passiert das. In der Therapie nennen wir es den Sekundärgewinn. Welchen Gewinn könnte Emily daraus ziehen, ihr Leben in diesem finanziellen Chaos zu leben? Dann konnte ich einen Eid aufdecken, den Emily in einem ihrer eigenen früheren Leben geleistet hatte. Er lieferte die Erklärung:

SK: Wo befinden Sie sich und was geschieht dort?

Emily: Ich bin in einem Kloster in Frankreich. Ich bin eine Nonne.

SK: Sehr gut. Welches Jahr haben wir?

Emily: Sehr früh. Vielleicht im 13. Jahrhundert?

SK: Gut. Wie sieht Ihr Leben aus?

Emily: Es besteht aus Beten und Arbeiten.

SK: Welche Auswirkung hat es auf Ihr jetziges Leben?

Emily: Ich darf nichts behalten. Ich habe zugestimmt, alles herzugeben.

SK: Was alles herzugeben?

Emily: Geld, Kleider, Besitztümer. Einfach alles.

Vor der Session hatte Emily auch Beziehungsprobleme erwähnt.

SK: Wie wirkt sich dieses Leben auf Ihr jetziges Leben und Ihre Beziehungen aus?

Emily: Ich kann nichts behalten und ich habe nur eine Beziehung zu Gott. In meinem Leben ist kein Platz für einen anderen. Ich habe einen Schwur geleistet.

SK: Gut. War der Grund für den Schwur Armut? Oder Keuschheit?

Emily: Beides.

SK: Wäre es für Ihre Seele in Ordnung, diesen Schwur, den Sie so früh auf Ihrer Seelenreise geleistet haben, loszulassen, damit Sie in diesem Leben mehr Geld und vielleicht auch eine Beziehung haben können?

Emily: Nein.

SK: Warum nicht?

Emily: Weil ich es nicht kann.

SK: Wer sagt, dass Sie es nicht können?

Emily: Ich habe ein Versprechen gegeben und muss es halten.

SK: Stellen Sie sich vor, das höhere Selbst der Nonne, die Sie im 13. Jahrhundert waren, und dazu Ihren Geistführer und Ihr eigenes höheres Selbst herbeizuholen. Lassen Sie ein Gespräch über den Sinn Ihres früheren und Ihres jetzigen Lebens aufkommen und sehen Sie, ob Sie sich einigen können, um von diesem Übereinkommen befreit zu werden. Sagen Sie mir, wenn Sie fertig sind.

Emily: (kurz darauf) Wir sind fertig.

SK: Gut. Wurden Sie von Ihrem Schwur erlöst?

Emily: Nein.

SK: Ist Ihnen bewusst, dass Sie nicht mehr im 13. Jahrhundert leben und jetzt eine neue Lebenserfahrung als Emily machen?

Emily: Ja, aber ich habe mir meine Familie selbst ausgesucht.

SK: Sicher haben Sie das.

Emily: Ich kann es nicht.

Am Ende gab ich mein Bestes, aber ich glaube nicht, dass sie wirklich eine Veränderung suchte. Ich wünschte ihr – wie all meinen Klienten – alles Gute und habe nie wieder etwas von ihr gehört.

Zusammenfassung

Flüche und Schwüre sind häufig mit unglaublich schwierigen Problemen in den tiefsten Winkeln des Unbewussten verbunden. Die Schichten und Komplexitäten der Glaubenssysteme, die Menschen zurückhalten, werden manchmal mit der Rückführung in frühere Leben und genealogische Rückführungen aufgelockert, aber das geschieht nicht immer.

Den Medien gefällt die Vorstellung, dass jeder, der sich einer Hypnose unterzieht, verhext wird und plötzlich alles Mögliche tut, was er niemals im Wachzustand tun würde. Solche albernen Szenarien sind absolut unwahr. In Hypnose befinden sich die Hirnwellen in der Alphafrequenz – der besten Frequenz für das Lernen, das höhere Verständnis und die Kontrolle.

Die Leute tun, was sie wollen. Niemand kann den freien Willen manipulieren. Ich gebe mein Bestes, um jedem Einzelnen, dem ich begegne, zu helfen, um ihm den Weg in eine glücklichere Zukunft aufzuzeigen. Am Ende behält der freie Wille die Kontrolle, und der Klient sucht sich das erhaltene Ergebnis selbst aus. Wenn Sie ein tief sitzendes Problem haben, kann die Aufdeckung von Schwüren in der Vergangenheit zu unglaublichen Einsichten führen und bringt oft die Lösungen und Antworten, die Sie suchen.

Teil 3

Geführte Reisen

Nun, da Sie die Vorgeschichten zahlreicher Klienten gelesen haben, bekommen Sie die Möglichkeit, einige der interessanten Prozesse selbst durchzumachen. Dafür können Sie die geführten Übungen der bildlichen Vorstellungskraft verwenden, die Sie in diesem Teil des Buchs finden. Zweifellos kann es extrem hilfreich sein, mit einem qualifizierten Spezialisten an diesen Themen zu arbeiten. Als meine eigene Heilreise vor zwanzig Jahren begann, hatte ich meinen ersten echten Durchbruch in der Selbsterkenntnis während einer Privatsession mit einem Spezialisten für Rückführungen in frühere Leben.

Dennoch können Sie vieles auch alleine tun. Der Inhalt dieses Teils ähnelt dem, was ich mit Ihnen in einer Einzelsession machen würde. Der größte Unterschied ist, dass ein Spezialist als Testperson für Ihre Gedanken und als Spiegel für Ihre Heilreise dienen kann. Auch wenn es manchen Menschen mehr hilft, mit einem Spezialisten zusammenzuarbeiten, halte ich es nicht für unbedingt notwendig. Ich bin eine Befürworterin der Selbsthilfe und Selbsttherapie. Keine äußere Meinung ist wichtiger als Ihre eigene innere Führung. Wenn Sie die Übungen im Buch selbst durchführen, können Sie dadurch Ihr Leben ändern und verbessern.

Bei meiner ersten eigenen Rückführung in ein früheres Leben konnte ich nicht viel sehen. Das ist der zweite Grund für die Benutzung dieses Buches. Wie ich Klienten seit Jahren sage, ist der Zugang zu diesen Informationen ähnlich wie die Übungen im Fitnessstudio. Man entwickelt ein Muskelgedächtnis, das mit der Zeit immer kräftiger wird, und die Rückführungen öffnen das Tor zu mehr Verständnis, je nachdem, was zu dem jeweiligen Zeitpunkt für Ihr höchstes Wohl das Beste ist. Wenn Sie alleine daran arbeiten, entwickelt sich Ihr Unbewusstes; so können Einzelsessions, für die Sie sich möglicherweise entscheiden, noch informativer werden. Jeder Mensch ist anders. Hören Sie daher –

wie bei allem – auf Ihre eigene innere Führung, die Ihnen sagt, was am besten für Sie ist.

Sie können sich näher mit den Reisen befassen und versuchen, sich die Schritte einzuprägen. Oder Sie bitten eine vertrauenswürdige Freundin, sie soll sie Ihnen vorlesen. Ich empfehle, sich eine App herunterzuladen und sie selbst aufzunehmen. Ihr Unbewusstes hört Sie gerne sprechen, und wenn Sie Ihre eigenen Aufzeichnungen gemacht haben, können Sie sie bereithalten und sich vorspielen, wann immer Sie eine Reise erleben möchten.

Die vorherigen Kapitel mit den Geschichten meiner Klienten wurden aus meinem Blickwinkel als persönlichem »Reiseführer« des jeweiligen Klienten dargestellt. Sie werden das meiste aus diesem Buchteil herausholen, indem Sie die Reisen aufzeichnen und so tun, als wäre die aufgezeichnete Stimme ein vertrauenswürdiger Spezialist, der das Beste für Ihr höchstes Wohl will. Vor allem, wenn Sie Ihre eigene Stimme aufzeichnen, werden Ihnen stets Ihre besten Ergebnisse im Sinn bleiben. Achten Sie auf alles, was vor Ihrem geistigen Auge auftaucht. Beurteilen Sie sich nicht, sondern nehmen Sie einfach das an, was hochkommt, im Wissen, dass alles wichtig ist. Der Rückführungsprozess kann sich anfühlen wie ein Traum. Ihre Traumbilder wirken häufig seltsam und verwirrend, doch jedes Bild hat eine wichtige Bedeutung. Seien Sie sich daher bewusst, dass dasselbe für die Arbeit mit Reisen in die Vergangenheit gilt. Vertrauen Sie sich und Ihrem Prozess, dann werden Sie erfolgreich sein!

Außerdem empfehle ich, eine Art Tagebuch zu führen, um die Erkenntnisse zu notieren, die Sie im Laufe der Arbeit mit diesem Buch gewinnen. Ihre Notizen werden Ihnen später helfen, noch mehr Klarheit zu gewinnen und zu sehen, wie weit Sie im Verstehen Ihrer Seelenreise gekommen sind.

Um die bestmöglichen Ergebnisse zu erzielen, sollten Sie einen bequemen Ort einrichten, an dem Sie Ihre Rückführungen durchführen, und immer denselben Ort dafür verwenden. Ich tue dies, während ich meditiere. Ich habe einen bestimmten Platz, an den ich gehe, und jedes Mal, wenn ich mich dort aufhalte, wird die Erfahrung durch die Energie all meiner bisherigen Sitzungen vertieft. Auch habe ich einen besonderen Stuhl, den ich den »Stuhl der Trance« nenne. Ich verwende bei jeder Rückführung mit einem Klienten diesen Stuhl. Über die Jahre hat der Stuhl eine spürbare Schwingung entwickelt, die jeden unterstützt, der darauf sitzt. All meine Bücher enthalten Selbsthilfeprozesse, und ich hoffe, dass Sie sich mit der Zeit in den Rhythmus des Flusses meiner Reisen einstimmen. Derselbe Platz für Ihre Arbeit macht sie noch effektiver.

Zu beachten wäre auch die Tatsache, dass Familienangelegenheiten und -schwierigkeiten zu den häufigsten Problemen gehören, denen wir im Leben begegnen. Ich bin überzeugt, dass wir uns unsere Eltern vor der Geburt aussuchen, damit wir ganz bestimmte Dinge lernen und sich unsere Seele weiterentwickeln kann. Ich bin sicher, Sie stimmen mir zu, dass unsere Familien uns jede Menge an Gelegenheiten bieten, die Grenzen unserer Geduld zu erweitern und eine stärkere Seele zu entwickeln!

In diesem Sinne: Vergessen Sie bitte nicht, dass Sie während dieser Prozesse mit dem höheren Selbst Ihrer Eltern arbeiten werden – den am weitesten entwickelten Seiten ihrer Seele. Ich erwähne das, damit Sie sich bei einem Elternteil, mit dem Sie im wahren Leben vielleicht nicht klarkommen, bewusstmachen, dass Sie seiner Seele begegnen werden, dem höchsten Aspekt seines Geistes. So können Sie die Erfahrung in diesen Rahmen setzen, im Wissen, dass seine *Seele* Sie liebt und nur das Beste für Sie will, und als Ergebnis hoffentlich eine noch stärkere Heilung erreichen.

Was ist der Unterschied zwischen meinen Eltern im Alltag und ihrem höheren Selbst, fragen Sie nun vielleicht. Das höhere Selbst ist ruhig und neutral; es liebt Sie bedingungslos und ist in Ihrem jetzigen Leben aus ganz realen und wesentlichen Gründen mit auf Ihre Seelenreise gekommen, aus Gründen, die immer Ihrem Höchsten und Besten dienen, selbst wenn ihre Handlungen im realen Leben nicht immer danach aussehen. Eltern geben meistens ihr Bestes. Je nachdem, wie Ihr Leben verlaufen ist, sind Sie möglicherweise anderer Meinung, und unabhängig davon, wie sehr sie sich bemühen, sagen oder tun Eltern vermutlich Dinge, die das Kleinkind in unserem Inneren verletzen. Manche der Übungen zielen daher auf die Heilung dieses Teils von Ihnen ab. Mit der Zeit lässt sich vieles erreichen, wenn ein gewisses Maß an Vergebung und Heilung umgesetzt werden kann. Nehmen Sie sich die Zeit und geben Sie Ihr Bestes. Veränderungen treten meist nicht über Nacht ein, und auch das ist okay.

Wie Sie feststellen werden, müssen Sie für einige der Übungen beiden Eltern gleichzeitig begegnen und dann einen Elternteil auswählen, mit dem Sie die Reise fortsetzen. Sie sollten wissen, dass sich alle Übungen wiederholen lassen, so dass Sie sie auch mit dem anderen Elternteil durchführen und eine noch tiefere Heilung und Veränderung erreichen können.

Ein weiterer wichtiger Faktor ist, dass es keinen Unterschied macht, ob Ihre Eltern noch leben oder nicht, und auch nicht, wenn Sie sie nie kennengelernt haben, weil Sie zum Beispiel adoptiert wurden. Sie werden sich einfach nur mit ihrer Energie verbinden, auch wenn Sie nicht wissen, wie sie aussehen, und damit arbeiten. Die Heilung erfolgt in jedem Fall.

Anfangs sorgte ich dafür, dass sich meine Klienten in Einzelsessions mit beiden Eltern trafen und dann entschieden, welcher Elternteil die Heilung brauchte, doch mit der Zeit entwickelte ich den Prozess weiter. In den nächsten beiden Kapiteln erhalten Sie die Gelegenheit, sich in Räume zu begeben, in denen Sie beiden Elternteilen begegnen und entlang ihrer Ahnenlinie in die Vergangenheit reisen können. Sie können erstaunlich viel Heilung bewirken, wenn Sie beide Seiten Ihres Stammbaums aufsuchen. Außerdem erhalten Sie die Chance, Ihre Eltern zu fragen, ob Sie ihre Vorfahren väterlicher- oder mütterlicherseits heilen müssen. Wir werden mit Ihrer Mutter anfangen und im nächsten Kapitel mit Ihrem Vater weitermachen.

Die Arbeit mit Rückführungen bewirkt reale Veränderungen in der Außenwelt. Wenn Ihre Eltern noch leben, bekommen Sie die Gelegenheit zu sehen, wie nützlich all diese Prozesse sind, indem Sie die subtilen Veränderungen in ihrer Energie bemerken, die die Arbeit im vereinten Feld bewirkt. Vermutlich werden Sie keine drastischen Veränderungen wahrnehmen, aber wahrscheinlich eine gewisse Ruhe, so als würde ein stärkeres Gefühl des Friedens aus ihrer Seele ausströmen.

Das Leben ist nicht immer leicht, vor allem wenn es um persönliche Beziehungen geht. Größtenteils geben die Menschen ihr Bestes. Wenn Ihre Eltern Ihnen wehgetan haben, können Sie vielleicht diese Erfahrungen nutzen, um zu einem höheren Verständnis zu gelangen, dass Menschen mitunter ein Produkt ihrer Umwelt sind, auch wenn es keine Entschuldigung für schlechtes Benehmen gibt. Die Fallstudien lieferten uns mehrere Beispiele dafür. Um aus Ihren genealogischen

Rückführungen das meiste herauszuholen, sollten Sie einen möglichst neutralen geistigen Zustand mitbringen. Und das Wichtigste ist: Respektieren Sie sich selbst, Ihren Prozess und Ihren Zeitrahmen. Seien Sie nicht zu streng mit sich! Sie verdienen das Allerbeste, was dieses Leben zu bieten hat, und ich hoffe, diese Übungen helfen Ihnen auf Ihrem Lebensweg.

Kapitel 5

Übungen zur Heilung der mütterlichen Seite

Das folgende Kapitel enthält mehrere Reisen, die der Heilung mit Ihrer Mutter dienen. Ich hoffe, sie werden Ihnen helfen. Alle Übungen bauen aufeinander auf. Vergessen Sie nicht, Ihren Notizblock oder Ihr Tagebuch bereitliegen zu haben, um während des Prozesses alle wichtigen Informationen aufzuschreiben. Mit der Zeit können noch mehr hilfreiche Informationen hochkommen.

Sprechen Sie mit Ihrer Mutter

Auf der ersten Reise suchen Sie das höhere Selbst Ihrer Mutter auf und erhalten besondere Erkenntnisse oder vielleicht auch eine Entschuldigung oder Erklärung für unselige Situationen in der Vergangenheit. Hoffentlich können durch diesen Prozess ungelöste Probleme geheilt werden, damit Sie im Leben weiterkommen. Sind Sie bereit?

ÜBUNG

Suchen Sie sich einen ruhigen Ort, an dem Sie ungestört sind und sich bequem setzen oder hinlegen können. Schließen Sie die Augen und atmen Sie durch die Nase. Atmen Sie Frieden und Heilung ein, und atmen Sie alle Spannungen aus. Sehr gut.

Nehmen Sie einen reinen weißen Lichtstrahl wahr, der von oben in Ihren Kopf eindringt, durch den Hals, die Schultern und Arme, das Rückgrat und die Beine strömt und aus den Fußsohlen wieder ausdringt. Stellen Sie sich vor, wie das Licht vom Herzen ausströmt und eine wunderschöne Lichtkugel bildet, die Sie mit einer Dichte von ungefähr einem Meter umgibt. Spüren Sie die liebevolle Energie des schützenden Lichts im Wissen, dass nur das, was Ihrem höchsten Wohl entspricht, durch dieses Licht eindringen kann.

Stellen Sie sich vor, dass vor Ihnen eine Tür ist. Sehen Sie sie, fühlen Sie sie oder nehmen Sie sie einfach nur wahr. Wenn ich von drei rückwärts gezählt habe, öffnen Sie die Tür. Sind Sie bereit? Drei, zwei, eins, öffnen Sie die Tür und betreten Sie einen friedlichen Raum. Sehen Sie sich im Raum um. Achten Sie auf das, was Sie bemerken, und nehmen Sie dabei eine zweite Tür auf der anderen Seite des Raums wahr. Die Tür öffnet sich jetzt. Ihre Mutter kommt durch die Tür. Stellen Sie sich vor, dass dies ihr höheres Selbst oder ihre Seele ist. Sie ist ganz friedlich; sie lächelt und freut sich, Sie zu sehen. Falls Ihre Mutter schon verstorben ist, nehmen Sie wahr, dass sie völlig gesund ist und strahlend aussieht.

Lassen Sie Ihre Mutter auf sich zukommen, so dass Sie beide sich unterhalten können. Falls dies notwendig ist, stellen Sie sich vor, dass Ihre Mutter sich bei Ihnen für etwas aus der Vergangenheit entschuldigt. Nehmen Sie sich die Zeit, alles anzuhören, was sie Ihnen sagen will.

(Pause.)

Wenn Sie bereit sind, versuchen Sie, sie nach den Dingen zu fragen, die Sie beide hier gemeinsam lernen sollen, und sehen Sie, ob Sie erkennen können, warum die Vergangenheit für die Weiterentwicklung Ihrer Seele notwendig war. Können Sie es jetzt verstehen? Können Sie Ihrer Mutter verzeihen und loslassen? Sehr gut.

Auch wenn Ihre Beziehung zu Ihrer Mutter gut war, lassen Sie sie über Ihre gemeinsame Seelen-Reise und alles, was Ihre Seelen in Ihrem jetzigen Leben gelernt haben, sprechen. Fühlen Sie die bedingungslose Liebe, die Ihre Mutter in diesem Raum für Sie empfindet, selbst wenn diese liebevollen Gefühle in Ihrem gemeinsamen Leben für Sie nicht fühlbar waren.

Wenn Sie dazu bereit sind, stellen Sie sich vor, dass Sie und Ihre Mutter sich umarmen. Falls sie schon verstorben ist, lassen Sie jede Zelle Ihres Körpers sich wieder mit ihr verbinden, so als wäre sie nie von Ihnen gegangen. Spüren Sie, wie Ihre Trauer weggespült wird. Falls Ihre Beziehung problematisch war, lassen Sie zu, dass auch aller Unmut über ihre Handlungen weggespült wird, und gehen Sie in einen Zustand der absoluten Neutralität und bedingungslosen Achtung für sie über. Nehmen Sie sich Zeit, während sich alle Spannungen von Ihrem

Körper lösen und Sie das Gefühl der Neutralität oder Liebe zu Ihrer Mutter zulassen. Sehr gut.

Sprechen Sie über alles andere, worüber Sie sonst noch reden müssen. Wenn Sie bereit dazu sind, bedanken Sie sich bei Ihrer Mutter dafür, dass sie heute hier war. Schauen Sie zu, während sie weggeht oder wegschwebt. Drehen Sie sich um und gehen Sie durch die Tür, durch die Sie hereingekommen sind, wieder heraus. Kehren Sie an den Ort zurück, von dem aus Sie gestartet sind. Sie sind immer noch von dem liebevollen, schützenden Licht umgeben. Nehmen Sie wahr, wie viel leichter Sie sich nun fühlen. Sehr gut. In dem Moment, in dem ich von drei rückwärts gezählt habe, kehren Sie wach, erfrischt und freier als vorher zurück. Sind Sie bereit? Drei, zwei – geerdet und im inneren Gleichgewicht, und eins – Sie sind wieder da!

***

Na, wie war es? Welche Erkenntnisse haben Sie gewonnen? Wurden Sie überrascht? Konnten Sie etwas auflösen oder müssen Sie noch weiter daran arbeiten? Vergebung ist oft ein lebenslanger Prozess. Falls Ihre Transformation also noch nicht ganz abgeschlossen ist, sollten Sie sich klarmachen, dass das völlig in Ordnung ist und Sie so lange wie nötig an der Reise weiterarbeiten können.

Gemeinsam mit Ihrer Mutter das innere Kind heilen

Die nächste Reise hilft Ihnen, all das, was Ihre Mutter Ihrem inneren Kind womöglich angetan hat oder was sie zu ihm gesagt hat, zu heilen, damit Sie wachsen können und im Leben weiterkommen. Ihr inneres Kind ist der Teil von Ihnen, der sich an Dinge erinnert, die in den prägenden Jahren stattfanden. Wir alle haben ein inneres Kind, doch als Erwachsene ignorieren wir es häufig, was schade ist. Das Kind in Ihnen will spielen, erkunden und unbekümmert sein. Wenn das Kind früher gescholten wurde, werden die psychischen Verletzungen häufig ins Unbewusste verdrängt und bleiben an uns haften, während wir älter werden. Der Schmerz kommt meist dann hoch, wenn wir ihn am wenigsten erwarten; er wird durch Ereignisse ausgelöst, die uns unbewusst an längst Vergangenes erinnern.

Diese Reise unterstützt Sie auf der Suche nach solchen schmerzhaften Nischen, damit Sie sie endlich loslassen und hinter sich lassen können.

Gehen Sie sachte mit sich um und lassen Sie alles hochkommen, was an die Oberfläche drängt. Seien Sie sich bewusst, dass auch dies ein vielschichtiger Prozess sein kann. Wenn Ihr Herz und Verstand für Vergebung und ein tieferes Verständnis Ihrer Mutter offen sind, hilft Ihnen das später, wenn wir versuchen, die Ebene ihrer Familie aufzusuchen.

ÜBUNG

Setzen Sie sich auf einen bequemen Stuhl, stellen Sie die Füße flach auf den Boden und lassen Sie die Hände im Schoß ruhen. Atmen Sie. Spüren Sie die friedliche Energie, während Sie tiefe Atemzüge durch die Nase nehmen, durch den Mund ausatmen und die Augen schließen. Nehmen Sie wahr, dass Sie mit jedem Atemzug immer entspannter werden.

Stellen Sie sich einen reinen weißen Lichtstrahl vor, der von oben in Ihren Kopf eindringt. Lassen Sie das Licht durch die Stirn eindringen, dann durch die Augen, Nase und Kiefer zum Hals, zu den Schultern und in die Arme, durch das Rückgrat bis in die Beine und Füße strömen.

Das Licht fließt durch Ihren Körper und umhüllt Sie in einer schützenden Blase. Schweben Sie in dieser Blase. Fühlen Sie sich sicher und geborgen. Sehr gut. Während Sie in der Wärme des Lichts baden, stellen Sie sich vor, dass vor Ihnen eine Türöffnung ist. Sehen Sie sie, fühlen Sie sie oder nehmen Sie sie einfach nur wahr. Öffnen Sie nun die Tür und betreten Sie einen wunderschönen Raum. Sehen Sie sich im Raum um und nehmen Sie wahr, dass es ein vertrauter Ort ist, an dem Sie als Kind waren. Er fühlt sich sicher und geborgen an. Sehr schön.

Stellen Sie sich nun, geborgen in dieser vertrauten Umgebung, vor, wie Ihre Mutter von der anderen Seite des Raums auf Sie zu schwebt. Stellen Sie sich vor, dass dies ihr höheres Selbst ist. Sie könnte so aussehen, wie sie aussah, als Sie noch ein Kind waren.

Begrüßen Sie sie und nehmen Sie wahr, dass sie sich für etwas Verletzendes entschuldigen will, das sie in der Vergangenheit gesagt oder getan hat. Hören Sie ihr zu und lassen Sie ihre Entschuldigung zu. Machen Sie sich bewusst, dass Sie von einer Lichtkugel umgeben sind, in der Sie sicher, geborgen und vollkommen geschützt sind. Sie könnten sich jetzt an die Einzelheiten der verletzenden Handlung erinnern. Wie haben Sie sich damals gefühlt? Lassen Sie Ihre Mutter deutlich wissen, wie sich ihre Handlungen auf Sie ausgewirkt haben. Nehmen Sie wahr, dass sie zuhört, und lassen Sie sie sich nochmals dafür entschuldigen. Ihr höheres Selbst will, dass Sie wissen, dass Ihre Mutter Ihnen nicht wehtun wollte und es ihr aufrichtig leidtut.

Falls Sie ihre Entschuldigung nicht so einfach annehmen können, können Sie jederzeit in diesen Raum zurückkehren. Aber wäre es in Ordnung für Sie, sich wegen des verletzenden Ereignisses jetzt zumindest ein klein wenig besser zu fühlen? Stellen Sie sich vor, dass Sie sich auf alle Fälle wenigstens ein bisschen besser fühlen können, und nehmen Sie wahr, dass Ihre Mutter sich darüber freut. Sie will es wirklich wiedergutmachen, und Sie sollen wissen, dass sie Sie sehr liebhat und sich aus einem bestimmten Grund bereiterklärt hat, Teil Ihres jetzigen Lebens zu sein. Sie ist glücklich über diese Entscheidung. Sie ist glücklich mit Ihnen. Sie liebt Sie.

Lassen Sie sich von ihren Worten heilen. Fühlen Sie, wie die verzeihende Energie in all Ihre Körperzellen eindringt und Sie heller und strahlender macht als zuvor. Falls Sie sich bei Ihrer Mutter entschuldigen müssen, dann tun Sie das jetzt. Stellen Sie sich vor, dass Ihre Mutter auch Ihnen verzeiht und dass auch sie heller und strahlender wird. Gut gemacht!

Nehmen Sie sich die Zeit, über alles andere zu reden, das ausgesprochen werden muss. Sie können einander umarmen, wenn Sie das wollen. Sie können es auch sein lassen und die Unterhaltung beenden. Wenn Sie bereit dafür sind, stellen Sie sich vor, dass Ihre Mutter wieder wegschwebt. Nun können Sie sich umdrehen und wieder durch die Tür gehen oder schweben, durch die Sie eingetreten sind. In dem Moment, in dem ich von drei zurückgezählt habe, kehren Sie wach, erfrischt und freier als vorher zurück. Sind Sie bereit? Drei, Sie verarbeiten all das neue Licht heute Nacht, damit Sie sich morgen besser als je zuvor fühlen, zwei, geerdet und im inneren Gleichgewicht, und eins: Sie sind wieder da!

***

Wie war es? Was hat Ihre Mutter vorgebracht? War es etwas, an das Sie sich erinnert haben? Konnten Sie ihr vollständig verzeihen oder muss noch daran gearbeitet werden? Wie viel leichter ist Ihnen jetzt nach der Reise zumute? Vergessen Sie nicht: Heilung ist eindeutig eine Reise und kein Ziel. Also bleiben Sie dran, dann werden Sie mit der Zeit immer mehr erfahren.

Die Reise zu den Vorfahren der Mutter

Wir begeben uns nun auf die Reise, auf die Sie vermutlich schon gewartet haben. Diese Übung ermöglicht es Ihnen, sich mit Ihrer Mutter zu treffen, um eine Heilung auf der Seite ihrer Familie vorzunehmen. Vergessen Sie nicht: Dies ist das höhere Selbst Ihrer Mutter, ihr am weitesten entwickelter Aspekt, und daher ist sie neutral und liebevoll. Sie wird Ihre Reiseleiterin sein, während Sie beide an einen Ort irgendwo in der Vergangenheit ihrer Vorfahren reisen, der geheilt werden muss.

ÜBUNG

Setzen Sie sich in den bequemen Stuhl, atmen und entspannen Sie sich. Nehmen Sie wahr, dass das reine weiße Licht von oben in Ihren Kopf eindringt, in den Hals und die Schultern, die Arme, das Herz und den Bauch strömt und hinunter in die Beine und Füße fließt. Atmen Sie Frieden, Heilung und Liebe ein, und atmen Sie alle Anspannung aus, während Sie sich vom Licht einhüllen lassen. Machen Sie sich bewusst, dass Sie in diesem Licht sicher und geborgen sind. Sehr gut.

Nehmen Sie nun eine Tür wahr, dieselbe Tür, die Sie schon einmal gesehen haben. Machen Sie sich bewusst, dass Sie die Tür sehen oder fühlen können oder einfach innerlich wissen, dass Sie schon einmal durch diese Tür gegangen sind. Tun Sie es jetzt. Öffnen Sie die Tür und betreten Sie einen friedlichen Raum. Er kann ein Ort sein, an dem Sie schon einmal waren, oder auch ein ganz neuer Raum. In jedem Falle wissen Sie, dass Sie hier vollkommen sicher und entspannt sind. Sobald Sie durch die Tür treten, sehen Sie Ihre Mutter vor sich stehen. Sie wartet schon auf Sie und begrüßt Sie. Sagen Sie Hallo. Machen Sie sich bewusst, dass dies ihr höheres Selbst ist, und dass sie glücklich ist, weil Sie hier sind. Stellen Sie sich vor, dass Ihre Mutter bei etwas

Wichtigem heute Ihre Hilfe braucht. Sie will, dass Sie beide in die Vergangenheit Ihrer Vorfahren reisen, um Heilung an einen Ort zu bringen, der zu diesem Zeitpunkt die heilende Energie am meisten benötigt.

Stellen Sie sich vor, Sie könnten Ihre Mutter fragen, ob die Heilung die Familie ihrer Mutter oder die ihres Vaters betrifft. Warten Sie ihre Antwort ab. Sehr gut. Stellen Sie sich vor, dass eindeutig ist, welche Seite der Familie Sie heute besuchen, und während es Ihnen klar wird, öffnet sich eine Tür hinter Ihrer Mutter. Ihre Mutter nimmt Sie an die Hand, und Sie beide schweben durch die offene Tür in die Wolken hinein. Sie schweben über den heutigen Tag, und während Sie geradeaus blicken, reisen Sie in die Vergangenheit Ihrer Vorfahren auf der Seite der Familie, die Sie laut Ihrer Mutter heute aufsuchen werden. Sie schweben zu dem Ereignis, das zu diesem Zeitpunkt am meisten Heilung braucht. Sind Sie bereit? Starten Sie jetzt; schweben Sie schnell hinaus, weiter und weiter in die Vergangenheit Ihrer Vorfahren. In dem Moment, in dem ich bis drei gezählt habe, werden Sie bei diesem allerwichtigsten Ereignis ankommen. Sind Sie bereit? Eins – gehen Sie in der Zeit zurück, zwei – immer weiter und weiter, Sie sind gleich da, und drei – Sie sind angekommen. Stellen Sie sich vor, dass Sie und Ihre Mutter von derselben heilenden Lichtblase umgeben sind, so dass Sie mit Leichtigkeit herabschweben können, immer tiefer und tiefer durch die Wolken, und bei diesem wichtigen Ereignis ankommen. Kommen Sie jetzt dort an. Achten Sie auf das, was passiert.

Welches Jahr haben wir? Was kommt Ihnen als Erstes in den Sinn? Sie können sich auch vorstellen, dass Ihre Mutter Ihnen die Jahreszahl nennt. Wer ist bei dem Ereignis anwesend? Welchen Bezug haben Sie zu den Anwesenden? Was passiert dort? Warum ist dieses Ereignis für Ihre Familie wichtig? Weshalb muss das Ereignis jetzt geheilt werden?

Senden Sie nun allen Beteiligten die notwendige Heilung. Stellen Sie sich vor, dass Sie einfach nur an die Heilung zu denken brauchen, woraufhin ein helles Licht von oben herunter strahlt, das Ereignis durchflutet und alle von Ängsten, Schmerzen oder Qualen befreit. Lassen Sie das Licht weiterhin über jeden fließen, bis sich die Energie geheilt und neutral anfühlt. Nehmen Sie sich so viel Zeit, wie Sie brauchen. Stellen Sie sich beim Warten vor, dass Sie alle möglichen weiteren

Erkenntnisse über diese Ära erhalten können und wie sich das auf Ihr jetziges Leben auswirkt.

Wenn das Licht die Szene neutralisiert hat, stellen Sie sich vor, dass Sie und Ihre Mutter aus den Ereignissen hinaus und immer höher, höher, höher schweben und nun zurück bis zum heutigen Tag schweben, aber nur so schnell, wie alles zwischen der damaligen Zeit und heute durch Ihre Energie und Aufmerksamkeit geheilt und geändert werden kann. Wenn ich von drei rückwärts gezählt habe, sind Sie wieder im heutigen Tag. Drei – Sie schweben auf Ihr jetziges Leben zu, zwei – Sie bringen heilendes Licht mit, das von diesem Augenblick an auf all Ihre Verwandten einwirkt, und eins – Sie sind wieder da! Gehen oder schweben Sie durch die Tür und treffen Sie Ihre Mutter in dem wunderbaren Raum, von dem aus Sie starteten.

Reden Sie nun mit Ihrer Mutter über alles Wichtige, das Sie in Hinsicht auf die Heilung besprechen müssen. Wenn Sie bereit dazu sind, dann erlauben Sie Ihrer Mutter, Ihnen für Ihre Hilfe zu danken. Sehen Sie, wie sie weggeht oder -schwebt, während Sie sich umdrehen und durch die Tür hinausgehen, aus der Sie kamen, und kommen Sie jetzt dort an, von wo aus Sie die Reise begonnen haben.

In dem Augenblick, in dem ich von fünf rückwärts zähle, kehren Sie in den Wachzustand zurück. Sie werden sich erfrischt, geheilt und besser als zuvor fühlen. Fünf – geerdet und im inneren Gleichgewicht, vier – Sie verarbeiten die gesamte Heilung in Ihren Träumen, so dass Sie morgen früh völlig mit der neuen Energie vereint sind, drei – Sie sind beim Autofahren und allen anderen Handlungen stets sicher, zwei, eins – jetzt sind Sie wieder da!

***

Wie ist es Ihnen ergangen? Welches Ereignis konnten Sie aufdecken? Haben Sie den Vorfahren als eine Person wiedererkannt, von der Sie schon mal gehört hatten, oder tauchte er überraschend auf? Wie hat sich das vergangene Ereignis auf Ihr jetziges Leben und das Leben Ihrer Verwandten ausgewirkt? Welche Verbesserungen werden Sie dem Gefühl nach durch die Heilung erreichen? Machen Sie sich Notizen, und wenn Sie noch nie Ahnenforschung betrieben haben, wäre jetzt vielleicht der geeignete Zeitpunkt, um mehr über die Person oder die Personen zu erfahren, die Sie heute im Geist kennengelernt haben.

Frühere Leben mit der Mutter erforschen

Als Nächstes gehen Sie in die früheren Leben Ihrer Mutter zurück – entweder an einen Ort, an dem Sie sich früher kannten, oder in eines ihrer früheren Leben, das nicht nur ihrem höchsten Wohl, sondern dem aller Familienmitglieder dienen würde. Immer wenn transformative Arbeit für einen anderen durchgeführt wird, profitieren alle Menschen, die mit dem Empfänger zu tun haben, von seiner neuen leichteren Energie. Theoretisch ist es jedoch gut möglich, dass Sie Ihre Mutter schon in einem früheren Leben kannten. Das könnte also auch hochkommen, und als Ergebnis des Prozesses könnte eine neue Form des Seins entstehen. Wenn Sie Ihre tiefere Verbindung zu Ihrer Mutter kennen, kann dieses Wissen ein weiterer Schlüssel zu einem tieferen Verständnis von ihr sein.

ÜBUNG

Suchen Sie sich einen bequemen Platz, an dem Sie ungestört sein können. Setzen oder legen Sie sich hin und schließen Sie die Augen. Atmen Sie Frieden und Heilung ein, und atmen Sie alle Spannungen aus. Sehr gut.

Lassen Sie das heilende Licht von der Erde durch Ihre Fußsohlen aufsteigen. Spüren Sie, wie das Licht in Ihre Beine strömt, hinauf in die Wurzel Ihres Rückgrats, und Sie heilt, während es durch Ihre Lunge ins Herz, den Hals, die Schultern, Arme, Hände bis in die Fingerspitzen und schließlich in Ihren Geist dringt.

Nehmen Sie wahr, wie das Licht überfließt und einen Schutzschild in einem Umfang von ca. einem Meter um Ihren Körper herum formt. Seien Sie sich bewusst, dass Sie in diesem Lichtschild sicher, geborgen und geschützt sind.

Spüren Sie die friedliche Energie des Lichts, während Sie allmählich die vertraute Tür wahrnehmen. Gehen oder schweben Sie zur Tür, öffnen Sie sie jetzt und betreten Sie einen friedlichen Raum, in dem das höhere Selbst Ihrer Mutter schon auf Sie wartet. Nehmen Sie wahr, wie glücklich sie ist, Sie zu sehen. Nehmen Sie ihre Hand; nun fangen Sie beide an zu schweben. Sie erheben sich hoch, hoch, hoch hinauf in die Wolken, immer höher und höher, immer weiter und weiter hinauf.

Achten Sie darauf, dass Sie sich immer entspannter fühlen, je höher hinauf Sie schweben.

Stellen Sie sich vor, wie Ihre Mutter und Sie so hoch am Himmel schweben, dass Sie unter sich eine Lichtwelle sehen können und merken, dass Sie über den heutigen Tag hinweg schweben. Blicken Sie hinunter auf die Linie im Wissen, dass sie die Seelenreise Ihrer Mutter – ihre früheren Leben – darstellt. Gleich werden Sie und Ihre Mutter gemeinsam ein Schlüsselereignis in einem ihrer früheren Leben aufsuchen, das zum jetzigen Zeitpunkt für Ihr höchstes Wohl am wichtigsten ist. Es könnte eine Zeit sein, in der Sie beide sich schon einmal kannten, oder auch ein Ereignis aus einem ihrer früheren Inkarnationen, das auf sie, den Rest der Familie und Sie selbst die stärkste Auswirkung hatte. Sind Sie bereit? Schweben Sie jetzt in die Vergangenheit, immer weiter und weiter zurück. In dem Moment, in dem ich bis drei gezählt habe, kommen Sie bei dem wichtigen Ereignis an. Bereit? Eins, zwei, drei – Sie sind da. Kommen Sie jetzt dort an. Schweben Sie über dem Ereignis und stellen Sie sich vor, wie Sie und Ihre Mutter in das Ereignis hineinfliegen und dort verharren können. Achten Sie auf das, was vor sich geht.

Welches Jahr haben wir? Beachten Sie das, was Ihnen spontan in den Sinn kommt oder was Ihre Mutter Ihnen sagt. In welchem Teil der Welt befinden Sie sich? Falls Ihre Mutter alleine dort ist, dann gehen Sie im Zeitraffer zu einem Ereignis, bei dem mehrere Leute anwesend sind. Wer ist da? In welcher Hinsicht hat dieses Ereignis sich auf das jüngste Leben Ihrer Mutter ausgewirkt, und warum ist das so wichtig? Können Sie sich selbst dort sehen? Wenn ja: Inwiefern gleicht Ihre Beziehung der heutigen Beziehung zu Ihrer Mutter? Was ist anders? Achten Sie auf Ihre Wahrnehmungen, und wenn Sie so weit sind, gehen Sie im Wissen, dass Sie und Ihre Mutter von schützendem Licht umgeben sind, im Zeitraffer zum allerletzten Tag in diesem vergangenen Leben Ihrer Mutter. Kommen Sie jetzt an. Beachten Sie, wie Ihre Mutter und andere in die geistige Welt übergehen, und stellen Sie sich vor, dass sie es in diesem Augenblick tun. Sie schweben immer höher und höher hinauf in den friedlichen Raum zwischen zwei Leben. Sehr gut. Lassen Sie alle an dieser Heilung Beteiligten nun zu Ihnen und zu Ihrer Mutter hinaufschweben. Was hat die Seele gelernt, und wie wirkt es sich auf Sie und Ihre Mutter im jetzigen Leben aus? Welche Dinge lernen Sie und Ihre Mutter gemeinsam als Seelen? Nehmen Sie sich einen

Moment Zeit, um hilfreiche Informationen, die Sie für die Heilung und ein besseres Verständnis benötigen, zu empfangen. Sehr gut.

Wenn Sie bereit sind, werden Sie und Ihre Mutter sich immer höher und höher hinaufschwingen, bis Sie wieder über der Lichtwelle hinwegschweben und rasch zum heutigen Tag zurückkehren. Kommen Sie nun dort an; schweben Sie über den heutigen Tag und beginnen Sie damit, herunterzuschweben, immer weiter durch die Wolken herunter, bis Sie wieder in dem Raum landen, von dem aus Sie gestartet sind.

Danken Sie Ihrer Mutter dafür, dass sie heute die hilfreichen Informationen mit Ihnen geteilt hat. Nehmen Sie wahr, dass sie heller als vorher ist und dass auch Sie immer leichter und leichter, heller und heller werden. Ausgezeichnet. Ihre Mutter bedankt sich bei Ihnen und schwebt weg. Sie drehen sich um und gehen wieder durch die Tür, durch die Sie hereingekommen sind. Jetzt sind Sie wieder am Ausgangspunkt angelangt. Wenn ich von fünf rückwärts zähle, werden Sie dort ankommen und sich besser als je zuvor fühlen. Sind Sie bereit? Fünf – geerdet und im inneren Gleichgewicht, vier – Sie erhalten heute Nacht in Ihren Träumen noch weitere Informationen über dieses frühere Leben, damit Sie morgen früh völlig in neue hilfreiche Energie gehüllt sind, drei – Sie sind bei allem, was Sie tun, sicher, zwei, eins – Sie sind wieder da!

***

Wie ist es gelaufen? Wurden Sie überrascht? Waren Sie und Ihre Mutter schon in dem aufgesuchten früheren Leben zusammen? Inwiefern hat sich die Erfahrung auf Ihr jetziges Leben ausgewirkt? Konnten Sie Ihre Seelenverbundenheit und gemeinsame Seelenaufgabe herausfinden? Machen Sie sich Notizen, falls notwendig. Wenn Sie wollen, können Sie Ihrer Mutter die Informationen mitteilen; Sie können sie auch für sich behalten. Auf alle Fälle sollten Sie sich klarmachen, dass Sie eine tiefgründige Heilung erfahren haben. Möglicherweise möchten Sie sich zu einem späteren Zeitpunkt erneut auf diese Reise begeben, um nach Bedarf in verschiedenen Lebensphasen noch weitere Informationen für Ihr höchstes Wohl zu erhalten. Jede Reise wird es Ihnen ermöglichen, eine weitere Schicht der Heilung und der Selbstkenntnis zu schälen, die Ihnen und Ihrer Familie in zukünftigen Jahren sicher zugutekommen wird. Gut gemacht!

Gemeinsame Heilung mit der Mutter im jetzigen Leben

Nun, da Sie die Gelegenheit hatten, die Seele Ihrer Mutter auf einer tieferen Ebene wirklich kennenzulernen, gehen wir in der nächsten Übung zurück auf Start, um zu sehen, ob Sie Ihre Mutter in einem neuen Licht sehen können – auf der Grundlage all Ihrer neuen Informationen über das, was ihre Seele in der Vergangenheit durchmachen musste. Diese Reise vermittelt Ihnen noch mehr Mitgefühl und Einfühlsamkeit für den Alltag mit Ihrer Mutter. Sind Sie bereit?

ÜBUNG

Setzen Sie sich an Ihren bequemen Platz, schließen Sie die Augen und atmen Sie bewusst ein und aus. Beim Atmen finden Sie mit Leichtigkeit einen geborgenen, heilenden Raum und stellen sich ein wunderschönes Licht vor, das durch Ihren Körper fließt, Sie umgibt und schützt. Gut so. Gehen Sie nun weiter und nehmen Sie die Tür wahr, durch die Sie schon oft gegangen sind. Öffnen Sie die Tür und gehen Sie in den Raum, in dem Sie Ihrer Mutter zum ersten Mal begegnet sind.

Nehmen Sie wahr, dass ihr höheres Selbst auftaucht und auf Sie zugeht. Sehr gut. Betrachten Sie sie aufmerksam und stellen Sie sich vor, Sie könnten das gesamte Bewusstsein über die Einflüsse, die ihre Vorfahren und ihre eigenen Erfahrungen in früheren Leben auf sie hatten, in diesen Moment einbringen. Lassen Sie Ihre Mutter alles sagen, was sie Ihnen zum jetzigen Zeitpunkt mitzuteilen hat. Wenn nötig, entschuldigt sie sich erneut für alle Missverständnisse und sagt Ihnen, Sie sollen wissen, dass sie damals ihr Bestes gegeben hat. (Pause.)

Hören Sie ihr zu und achten Sie darauf, ob Sie ihr nun, da Sie noch mehr erfahren haben, noch besser vergeben können. Ist das möglich? Wenn ja, super! Wenn nicht: Welche Informationen bräuchten Sie, um ihr noch besser verzeihen zu können? Stellen Sie sich vor, wie Sie beide weiter miteinander reden. Sagen Sie Ihrer Mutter alles, was Sie herausgefunden haben und was diese neuen Erkenntnisse Ihnen gebracht haben. In welcher Hinsicht werden sie Sie verändern? Und wie verändern sie Ihre Mutter? Lassen Sie zu, dass Ihre Mutter Ihnen alles andere sagt, was Sie wissen sollen, aber fühlen Sie vor allem die Liebe, die das höhere Selbst Ihrer Mutter für Sie auf der Seelenebene empfindet. Nehmen Sie sich dafür genug Zeit.

Wenn Sie bereit sind, stellen Sie sich vor, dass Ihre Mutter wieder durch die Tür schwebt, durch die sie hineingekommen ist. Seien Sie sich bewusst, dass Sie jederzeit hierher zurückkehren und Ihre Mutter treffen können, wenn Sie noch mehr Dinge mit ihrem höheren Selbst klären müssen. Drehen Sie sich um, wenn Sie bereit dazu sind, und gehen Sie zur Tür hinaus. Kehren Sie an Ihren Startpunkt zurück. Wenn ich von drei rückwärts gezählt habe, werden Sie zum heutigen Tag zurückkehren. Bereit? Drei, zwei, eins – geerdet und im inneren Gleichgewicht, noch immer umgeben von liebevollem, schützendem Licht, sind Sie wieder da!

***

Wie war es? Was ist passiert? Konnten Sie neue Informationen und Kenntnisse erhalten, von denen Sie noch nichts gewusst hatten? Wie hat sich Ihre Sicht auf Ihre Mutter seit dem Tag, an dem wir die erste Reise mit ihr unternommen haben, verändert? Was haben Sie gelernt? Machen Sie sich in Ihrem Tagebuch Notizen im Wissen, dass Sie jederzeit Ihrer Mutter wiederbegegnen können, um noch mehr Erkenntnisse und Informationen zu erhalten.

Eine Reise zur leiblichen Mutter

Falls Sie adoptiert wurden oder Ihre leiblichen Eltern aus einem anderen Grund nicht kennen, kann die nächste Übung eine zutiefst heilende Wirkung auf Ihr jetziges Leben haben. Aus ganz verschiedenen Gründen wurden Sie möglicherweise nicht von Ihren leiblichen Eltern aufgezogen. Heutzutage trifft man auf mehr Menschen als je zuvor, die von einer Leihmutter geboren oder durch eine Ei- oder Samenspende erzeugt wurden oder deren leibliche Eltern aus irgendeinem Grund verstarben oder sie nicht großziehen konnten.

Dies wird nur dann zum Problem, wenn das Kind heranwächst und sich fragt, was der Grund war, oder deswegen wütend oder traurig ist. Adoptiert zu werden ist ein echtes Geschenk der geistigen Welt, und viele adoptierte Menschen sehnen sich danach, mehr über ihre Wurzeln zu erfahren. Manchmal ist das im realen Leben nicht möglich. Falls Sie sich in dieser Situation befinden, kann eine Reise zur spirituellen

Informationsquelle Ihnen helfen, Heilung und Trost zu erfahren. Auch wenn Sie Ihrer leiblichen Mutter noch nie persönlich begegnet sind, gehen wir bei der nächsten Übung an einen Ort, an dem Sie sich energetisch mit ihrem höheren Selbst verbinden können, um Einsichten zu gewinnen und Heilung zu erhalten. Im nächsten Kapitel machen wir dasselbe mit Ihrem leiblichen Vater.

ÜBUNG

Setzen Sie sich auf einen bequemen Stuhl. Stellen Sie die Füße flach auf den Boden und legen Sie die Hände locker in den Schoß. Schließen Sie die Augen. Atmen Sie tief durch die Nase ein und aus. Atmen Sie Frieden, Heilung und Entspannung ein, und atmen Sie alle Anspannung aus.

Lassen Sie einen reinen weißen Lichtstrahl von oben in Ihren Kopf eindringen. Stellen Sie sich vor, wie das Licht in Ihre Stirn, Augen, den Hals und die Schultern, die Arme bis in die Fingerspitzen strömt. Atmen Sie weiterhin Frieden und Heilung ein, während liebevolles Licht ins Herz, die Lungen, den Bauch und dann in die Beine fließt, von wo aus es sich bis in die Knie, Knöchel und Fußsohlen ausbreitet. Sehr gut.

Lassen Sie das Licht alle Anspannungen wegtragen und nehmen Sie wahr, dass es jetzt aus Ihrem Herzen herausströmt und einen strahlenden goldgelben Lichtball formt, der Sie auf allen Seiten einhüllt. Spüren Sie die Wärme des liebevollen Lichts, während Sie in dem Wissen weiteratmen, dass nur das, was Ihrem höchsten Wohl dient, das Licht durchdringen kann.

Nehmen Sie nun eine Tür wahr, die vor Ihnen liegt. Es kann dieselbe Tür sein, durch die Sie schon mal gegangen sind, oder eine neue Tür. Öffnen Sie die Tür und betreten Sie einen wunderschönen Raum. Fühlen Sie die friedliche Energie des Raums, während Sie sich darin umsehen. Lassen Sie zu, dass Ihr Engel oder persönlicher Geistheiler Sie begrüßt. Spüren Sie die Liebe, die Ihr Engel Ihnen entgegenbringt, im Wissen, dass Ihr Engel heute als Unterstützung mit Ihnen auf diese Reise gehen wird.

Sehen Sie sich nun im Raum um oder spüren Sie seine Energie. Nehmen Sie wahr, dass sich auf der anderen Seite des Raums eine Tür befindet. Jetzt geht die Tür auf und Ihre leibliche Mutter kommt herein. Lassen Sie sie in den Raum gehen oder schweben, um Sie zu begrüßen, und nehmen Sie wahr, dass es ihr höheres Selbst ist – ihre Seele. Vielleicht haben Sie ihr Bild vor Augen oder sie erscheint in Lichtform. Seien Sie sich auf alle Fälle gewahr, dass dies die Frau ist, die Sie zur Welt gebracht hat.

Reden Sie nun mit Ihrer leiblichen Mutter. Sagen Sie ihr, wie Sie sich bei Ihrer heutigen Begegnung fühlen. Teilen Sie ihr aufrichtig Ihre Gedanken und Gefühle über das Treffen mit und nehmen Sie sich die Zeit dafür.

(Pause.)

Stellen Sie sich danach vor, dass Ihre leibliche Mutter über die Umstände Ihrer Geburt und die vielen möglichen Gründe, weshalb sie nach der Geburt aus Ihrem Leben ausscheiden musste, mit Ihnen spricht. Lassen Sie alles zu, was Ihnen spontan in den Sinn kommt. Hat sie das Ei gespendet oder war sie eine Leihmutter? Ist sie gestorben? Lassen Sie sich von ihr den Grund erklären. Stellen Sie sich vor, dass Sie ihre Erklärung akzeptieren können – was immer es auch ist –, und verstehen Sie, dass alles aus einem Grund geschieht. Wenn sie das Bedürfnis dazu hat, wird sie sich wohl bei Ihnen dafür entschuldigen, dass sie Sie hergeben musste. Stellen Sie sich vor, dass Sie spüren können, wie aufrichtig ihre Entschuldigung ist. Möglicherweise ist die Entschuldigung auch überflüssig, wenn sie nun erklärt, dass ihr höheres Selbst sein Bestes gab und die Umstände ihm keine andere Wahl ließen. Fühlen Sie, wie Sie ein neues Gefühl des Friedens hinsichtlich der Situation überkommt. Lassen Sie zu, dass Ihr engelhafter Geistführer Sie und Ihre Mutter mit einem reinen liebevollen weißen Licht überflutet, das Sie beide erfüllt, beruhigt und Ihnen Frieden bringt.

Bringen Sie Ihr Verständnis für die Vergangenheit und Akzeptanz für das Geschehene zum Ausdruck, falls es Ihnen möglich ist. Stellen Sie sich vor, Sie könnten erkennen, dass Ihre leibliche Mutter damals nur das Beste tat, was sie zu diesem Zeitpunkt tun konnte, auch wenn es Ihnen bisher nicht liebevoll oder gütig erschien. Stellen Sie sich vor, Mitgefühl für ihre Lage zu empfinden, und falls notwendig, ihr zu verzeihen.

Lassen Sie sich von Ihrer leiblichen Mutter alles andere sagen, was sie Ihnen über sich, ihre Familie oder sonstige Dinge, die Sie zu diesem Zeitpunkt wissen müssen, erzählen will. Wenn sie damit fertig ist, können Sie ihr sagen, was immer Ihnen auf dem Herzen liegt. Lassen Sie sich dabei Zeit. Vielleicht möchten Sie ihr auch sagen, wie glücklich Ihr Leben durch Ihre Adoptiveltern und andere Menschen in Ihrem Leben geworden ist.

Lassen Sie den Engel weiterhin Ihnen beiden helles weißes heilendes Licht schicken. Fühlen Sie die bedingungslose Liebe Ihres Engels, während das Licht Sie und Ihre leibliche Mutter überflutet, alles Bedauern und alle Traurigkeit wegschwemmt und Ihnen ein Gefühl des Friedens, Verstehens und der Akzeptanz schenkt. Ausgezeichnet.

Wenn Sie dazu bereit sind, können Sie sich von Ihrer leiblichen Mutter verabschieden, im Wissen, dass wir sie später erneut aufsuchen werden. Danken Sie ihr dafür, dass sie heute hergekommen ist. Sehen Sie zu, wie sie durch die Tür geht oder schwebt, und seien Sie sich bewusst, dass Sie jederzeit wieder hierherkommen können, um noch mehr Informationen von ihr zu erhalten. Wünschen Sie ihr für heute alles Gute und beachten Sie, wie viel leichter und heller sie als Ergebnis dieser Heilung wirkt. Nehmen Sie auch wahr, wie viel leichter Sie selbst sich fühlen. Gut gemacht!

Danken Sie Ihrem Engel für seine heutige Hilfe und sehen Sie ihm zu, wie er wegschwebt. Wenn Sie bereit sind, drehen Sie sich um und gehen wieder zur Tür hinaus, aus der Sie losgegangen sind. In dem Moment, in dem ich von fünf rückwärts gezählt habe, kommen Sie wieder in den Raum zurück. Sie werden sich wach, erfrischt und besser als vorher fühlen.

Fünf – geerdet und im inneren Gleichgewicht, vier – Sie werden die Informationen heute Nacht in Ihren Träumen weiterverarbeiten, so dass Sie morgen früh die Informationen völlig verinnerlicht haben werden, drei – Sie werden bei allem, was Sie tun, sicher sein, zwei, eins – Sie sind wieder da!

***

Wie war es? Hat Ihre leibliche Mutter oder etwas, was sie gesagt hat, Sie überrascht? Später werden wir die Vorfahren Ihrer leiblichen Mutter aufsuchen, doch nun haben Sie zum ersten Mal Verbindung zu ihr aufgenommen, und das ist toll! Ich hoffe, Sie konnten mit diesem vermutlich äußerst komplexen Thema Frieden schließen. Manche Leute haben keine Ahnung, warum sie zur Adoption freigegeben wurden. Daher ist es wahrscheinlich, dass Sie entweder neue Informationen erhalten haben oder auf den Dingen, die man Ihnen schon gesagt hatte, aufbauen konnten. Auf alle Fälle hoffe ich, dass diese Reise es Ihnen ermöglicht, Ihr Leben besser anzunehmen.

Die Reise zu Ihrer leiblichen Mutter vor Ihrer Geburt

In der nächsten Übung erhalten Sie die Gelegenheit, bei der Entscheidung Ihrer leiblichen Mutter anwesend zu sein, um mehr über die Umstände zu erfahren, warum sie Sie nicht großziehen konnte. Hoffentlich finden Sie dadurch mehr Frieden bezüglich der Gründe für die Entscheidung, was ihr und letztendlich auch Ihnen noch mehr Heilung bringt.

ÜBUNG

Suchen Sie Ihren bequemen Platz auf, setzen Sie sich und schließen Sie die Augen. Atmen Sie durch die Nase. Lassen Sie Liebe, Licht und Frieden in Ihren Körper und Ihre Lunge strömen und atmen Sie alle Anspannung aus. Fühlen Sie, wie ein friedliches weißes Licht von Ihrem Kopf durch den Körper in die Füße fließt. Nehmen Sie wahr, wie das Licht vom Herzen ausstrahlt und eine Lichtkugel entstehen lässt, die Sie auf allen Seiten umgibt. Machen Sie sich bewusst, dass Sie in diesem Licht sicher, geborgen und beschützt sind und dass nur das, was Ihrem höchsten Wohl dient, eindringen kann.

Nehmen Sie die Tür wahr und gehen Sie jetzt durch die Tür. Sie sind nun wieder in dem wunderschönen Raum, in dem Ihr Engel oder Geistführer sich zu Ihnen gesellt. Spüren Sie die bedingungslose Liebe und Hochachtung, die Ihr Engel für Sie empfindet. Sehr gut.

Nehmen Sie wahr, dass sich die Tür auf der anderen Seite des Raums öffnet, während Sie in dem Gefühl von Liebe und Frieden baden. Das höhere Selbst Ihrer leiblichen Mutter betritt den Raum. Sie ist so glücklich, Sie zu sehen, so dankbar, dass Sie hierhergekommen sind, um heute die Heilung durchzuführen. Falls notwendig, machen Sie an der Stelle weiter, an der Sie beim letzten Mal aufgehört haben, und sehen

Sie, ob Ihre Mutter jetzt etwas mit Ihnen besprechen muss. Gibt es noch mehr, was Sie in Hinsicht auf die Vergangenheit verzeihen müssen? Möchte sie ihre Erklärung, warum Sie nicht zusammen sein konnten, noch weiter ausführen? (Pause.)

Sind Sie bereit, schmerzhafte Gefühle beiseitezuschieben, um heute auf diese Reise zu gehen? Können Sie das Gefühl des Friedens hinsichtlich Ihrer Mutter noch vertiefen und sich klarmachen, dass Ihre Mutter Sie wirklich liebt, wie auch immer die Umstände gewesen sein mögen? Auf der Seelenebene gab sie ihr Bestes, auch wenn es Ihnen nicht ideal erscheint. Vielleicht war es ihre eigene Entscheidung; möglicherweise zwangen die Umstände und/oder äußere Einflüsse oder andere Leute sie dazu, Sie herzugeben. Stellen Sie sich vor, dass Ihrer Mutter auf der Seelenebene bei dem Gedanken, Sie zu verlieren, das Herz brach, aber dass sie nur das Beste für Sie wollte. Können Sie nachvollziehen, dass sie auf der hohen Ebene der bedingungslosen Liebe zu Ihnen ein so einschneidendes und schmerzhaftes Opfer erbracht hat? Nehmen Sie sich einen Moment Zeit, ihre Zweifel zu spüren, und lassen Sie zu, dass daraus ein tiefes Gefühl des Friedens über ihre selbstlose Liebe zu Ihnen entsteht. Nehmen Sie sich einen Augenblick Zeit, um dies noch tiefer zu verstehen als bei Ihrer ersten Begegnung mit ihr. Sehr gut.

Stellen Sie sich, nachdem Sie eine noch stärkere Akzeptanz der Realität entwickelt haben und sich aussprechen konnten, vor, dass Ihr Engel sich zu Ihnen beiden gesellt und Ihnen sagt, dass Sie heute zusammen auf Entdeckungsreise gehen werden, um Orte in der Vergangenheit Ihrer Mutter zu suchen, die Heilung erfordern. Das Licht, dass Sie in diese Situationen bringen, wird Ihnen beiden helfen. Sind Sie dazu bereit?

Nehmen Sie eine Tür auf der anderen Seite des Raums wahr und stellen Sie sich vor, wie Sie, Ihre Mutter und Ihr Engel auf die Tür zugehen oder -schweben. In dem Moment, in dem ich bis drei gezählt habe, wird sich die Tür öffnen und Sie werden zu dritt durch die Tür schweben. Eins, zwei, drei – die Tür öffnet sich. Kommen Sie jetzt dort an und sehen Sie, wie Sie über eine Lichtlinie hinaus ins All schweben. Diese Linie ist die Zeitlinie Ihrer leiblichen Mutter. Stellen Sie sich vor, dass Sie mit Hilfe Ihres Engels über die Zeitlinie Ihrer Mutter bis zu einem wichtigen Zeitpunkt vor Ihrer Geburt schweben können. Sind Sie bereit? Eins – Sie schweben zurück in die Vergangenheit, zwei – immer weiter und weiter zurück, drei – Sie kommen dort an. Sie befinden sich nun mitten im Ereignis. Wie geht es Ihrer Mutter? Welche Probleme hat sie? Was passiert in ihrem Leben? Wenn Sie adoptiert wurden und Ihre Mutter Sie hergeben musste, dann achten Sie darauf, wie schwer es ihr fällt, diese Entscheidung zu treffen. Wenn sie ein Ei gespendet hat, damit Sie geboren werden konnten, dann beachten Sie, wie sie sich bei dieser Entscheidung fühlt. Falls sie nach Ihrer Geburt gestorben ist, dann stellen Sie sich das Gefühl vor, wie glücklich sie war, Sie zur Welt gebracht zu haben, selbst wenn sie nicht weiterleben konnte. Falls sie Ihre Leihmutter war, stellen Sie sich vor, Sie könnten sich in ihre Gedanken einklinken: Was für ein wundervolles Geschenk hat sie Ihren Adoptiveltern damit gemacht!

Achten Sie in jedem Fall auf das, was Sie wahrnehmen. Lassen Sie zu, dass Ihr Engel Ihre Mutter und alle Ereignisse, die mit dieser Entscheidung zu tun hatten, mit einem hellen heilenden Licht überflutet. Fühlen Sie das Licht, während es die Situation bestrahlt und alles neutralisiert und heilt. Nehmen Sie dann wahr, wie die Heilung sich in Ihrem Körper ausbreitet. Sie dringt durch Ihre Fußsohlen ein, breitet sich in Ihren Beinen, dem Rückgrat, Hals und den Schultern aus und strömt hinauf bis zu Ihrem Gehirn. Fühlen Sie die Liebe, die Ihre Mutter damals für Sie empfand und Ihnen noch heute entgegenbringt. Sehr gut.

Stellen Sie sich nun vor, dass das Licht auch durch das höhere Selbst Ihrer Mutter fließt. Sie wird immer heller und strahlender und fühlt sich besser als vorher. Nehmen Sie wahr, wie viel heller und strahlender Sie alle sich fühlen, nachdem jeder das Licht empfangen hat. Sehr schön! Lassen Sie sich nun von Ihrem Engel zurück zu dem Raum begleiten, von dem aus wir gestartet sind. Drei – Sie schweben zurück in die Gegenwart und heilen alles zwischen Ihrer Geburt und dem heutigen Tag, zwei – Sie erhalten die Heilung weiterhin heute Nacht, so dass Sie sich morgen früh jünger und besser als je zuvor fühlen, eins – Sie schweben wieder zur Tür hinaus, durch die Sie gekommen sind. Öffnen Sie die Tür und schweben Sie zurück in den Raum, von dem aus Sie gestartet sind.

Danken Sie Ihrer Mutter dafür, dass sie heute bei Ihnen war, und sprechen Sie über das, was Sie vorgefunden haben. Wie fühlen Sie sich jetzt mit diesen neuen Erkenntnissen und Einsichten? Nehmen Sie sich die Zeit, über alles andere zu reden, was ausgesprochen werden muss. Nehmen Sie dann wahr, wie Ihre Mutter sich von Ihnen verabschiedet und durch die Tür schwebt, durch die sie gekommen ist.

Bedanken Sie sich bei Ihrem Engel für seine heutige Hilfe, und wenn Sie bereit sind, verabschieden Sie sich von ihm und sehen zu, wie er wegschwebt. Drehen Sie sich um und gehen oder schweben Sie durch Ihre Tür. Nun sind Sie an dem Platz, von dem aus wir gestartet sind. Sie sind noch immer von der liebevollen Lichtkugel umgeben, und wenn ich von drei rückwärts zähle, kehren Sie in den Raum zurück. Drei – geerdet und im inneren Gleichgewicht, zwei – Sie werden diese neuen Informationen heute Nacht in Ihren Träumen verarbeiten, so dass Sie morgen früh die neue Energie völlig aufgenommen haben, eins – Sie sind zurück!

***

Wie ist es Ihnen ergangen? Fühlen Sie sich hinsichtlich Ihrer Geburtsumstände jetzt besser als vorher? Haben Sie etwas Neues herausgefunden, das Ihnen in Ihrem jetzigen Leben weiterhelfen kann? Ich hoffe es!

Heilung für die Vorfahren Ihrer leiblichen Mutter

Nun, da Sie Ihre leibliche Mutter kennengelernt haben, werden Sie auf Ihrer nächsten Reise noch weiter zurückgehen – bis in die Vergangenheit ihrer Vorfahren hinein, um Ereignisse abzuheilen, von denen Sie womöglich noch nichts wissen. Nehmen Sie wahr, was hochkommt, und vergessen Sie nicht: Der wahre Nutzen ist die Heilung dieser fernen, unbekannten Vorfahren, damit auch Sie mehr Liebe, Frieden und Freude in Ihr Leben bringen können. Sind Sie bereit?

ÜBUNG

Setzen Sie sich wieder an Ihren friedlichen Platz. Atmen Sie bewusst. Lassen Sie mit jedem Atemzug Heilung, Liebe und Freude in Ihre Lunge strömen. Fühlen Sie, wie das heilende Licht sich von Kopf bis Fuß in Ihrem Körper ausbreitet. Lassen Sie sich von dem Licht umgeben und schützen, im Wissen, dass nur das durchdringen kann, was Ihrem höheren Wohl dient. Nehmen Sie die Tür wahr, die vor Ihnen liegt. Öffnen Sie die Tür und betreten Sie wieder einmal Ihren wundervollen, sicheren Raum. Dort wartet schon Ihr Engel auf Sie. Fühlen Sie die tiefe aufrichtige Liebe Ihres Engels.

Nun öffnet sich die Tür auf der anderen Seite des Raums und Ihre leibliche Mutter tritt ein. Sie ist so glücklich, Sie zu sehen! Nehmen Sie zur Kenntnis, wie anders als vorher Ihre Gefühle für sie jetzt sind. Zwischen Ihnen beiden ist so vieles geheilt worden. Ausgezeichnet!

Ihr Engel wird Sie und Ihre leibliche Mutter heute unterstützen, während Sie beide die Leben und Geschichte Ihrer Vorfahren mütterlicherseits aufsuchen werden. Fragen Sie Ihre Mutter jetzt, was sie glaubt, auf welcher Seite ihrer Familie der Nutzen der Reise größer sein wird, wenn Sie eine Heilung vornehmen – auf der mütterlichen Seite oder auf der väterlichen Seite? Achten Sie auf die erste Antwort, die Ihnen in den Sinn kommt. Haben Sie Vertrauen in die Reise, auch wenn es sich so anfühlt, als würden Sie es sich nur einbilden. Sehr gut.

In diesem Wissen gehen nun Sie, Ihre leibliche Mutter und Ihr Engel zu einer Tür und öffnen sie. Nehmen Sie den Lichtstrahl unter sich wahr, der die früheren Erfahrungen der Vorfahren Ihrer Mutter mütterlicher- oder väterlicherseits – je nachdem, welche Seite sie Ihnen als wichtigste genannt hat – darstellt, während Sie zu dritt durch die Tür schweben.

Wenn ich bis drei gezählt habe, wird Ihr Engel Sie und Ihre leibliche Mutter zurück zu einem ganz frühen Ereignis in der Vergangenheit, das zu diesem Zeitpunkt am dringendsten Heilung benötigt, begleiten. Sind Sie bereit? Eins – Sie schweben immer weiter und weiter zurück, zwei – immer weiter, Sie sind schon fast da, und drei – Sie sind dort. Kommen Sie jetzt dort an. Stellen Sie sich vor, Sie schweben über diese ganz frühen Ereignisse und nehmen die Geschehnisse wahr.

In welchem Jahr sind Sie – was fällt Ihnen spontan ein? Wer befindet sich dort? Wie sind Sie mit ihm verbunden? Lassen Sie die Szene sich vor Ihnen Augen abspielen. Was geschieht dort gerade und warum muss diese Situation geheilt werden?

Lassen Sie den Engel heilendes Licht auf alle Ereignisse zu diesem frühen Zeitpunkt senden. Das Licht flutet alle Schmerzen oder sonstigen unerwünschten Energien weg, und Sie sehen, dass die Heilung bei Ihren Vorfahren ankommt und sie sich neutraler als zuvor fühlen.

Sehen Sie Ihre leibliche Mutter an und nehmen Sie wahr, wie sich die Heilung auf ihre Energie auswirkt, während sich ihre Anspannungen lösen und sie heilt. Fühlen Sie dann die Energie in Ihrem eigenen Körper, in dem sich die Körperzellen erweitern, entspannen und diesem neuen heilenden Licht öffnen. Sehr gut.

Stellen Sie sich nun vor, dass Sie und Ihre leibliche Mutter über die Vergangenheit von diesem ganz frühen Moment in der Geschichte Ihrer Familie schweben, bis Sie wieder am heutigen Tag angelangt sind, doch nur so rasch, dass alle Ereignisse zwischen dieser frühen Erfahrung und heute völlig heilen und sich neu ordnen. Der Engel schickt Ihrer Familie liebevolles Licht, und alle empfangen die Heilung zu ihrer Zeit. Nun stehen Sie wieder vor der Tür, von der aus Sie gekommen sind. Schweben Sie durch die Tür und kehren Sie in den wundervollen, sicheren Raum zurück.

Bedanken Sie sich bei Ihrer leiblichen Mutter für die Gelegenheit, der Ahnenreihe auf diese Weise helfen zu können. Sprechen Sie über alles, was gesagt werden muss. Sehen Sie ihr dann zu, wie sie wieder durch die Tür schwebt, doch diesmal können Sie erkennen, wie viel leichter und strahlender sie ist als vorher. Mit jeder Begegnung wird sie leichter und heller. Und auch Sie fühlen sich leichter und strahlender – besser als je zuvor.

Danken Sie Ihrem Heilengel für seine Hilfe und bitten Sie ihn um Klarheit in allem, was Ihnen noch unklar ist. Wenn Sie damit fertig sind, schwebt Ihr Engel wieder weg, und Sie drehen sich um und gehen durch die Tür, von der aus Sie auf die Reise gegangen sind. Sie sind geerdet und im inneren Gleichgewicht. Wenn ich von drei rückwärts gezählt habe, kommen Sie wieder im Raum an. Drei – geerdet und im inneren Gleichgewicht, zwei – Sie werden diese neuen Erkenntnisse heute Nacht im Traum verarbeiten, so dass Sie morgen früh völlig in diese neue Energie eingebunden sind, eins – Sie sind wieder da!

***

Wie war die Reise? Wie fühlen Sie sich? Hat das, was Sie vorgefunden haben, Sie überrascht? Es ist gut möglich, dass Sie vor der Reise noch nichts von diesen Vorfahren wussten, und dennoch sind es wichtige Seelen auf Ihrem Lebensweg. Indem Sie bei der Heilung Ihrer

Vorfahren mitwirken, machen Sie Ihren eigenen Weg und den zukünftiger Generationen leichter. Gut gemacht!

Frühere Leben mit Ihrer Adoptivmutter

Die Menschen, die uns am nächsten stehen, sind Seelen, die wir schon in früheren Leben kannten. Zweifellos verbindet Sie und die Frau, die Sie aufgezogen hat, ein wichtiges Band. Unabhängig davon, ob Ihre Mutter Sie adoptiert hat oder es Ihre Großmutter oder eine Verwandte war, die Sie aufgenommen hat, als Sie noch klein waren – die bewusste Entscheidung, ein Kind großzuziehen, ist ein Riesengeschenk. Könnte Ihre Verbindung aus einem früheren Leben herrühren? Auf der nächsten Reise kehren Sie in Ihre eigenen früheren Leben zurück, um herauszufinden, welche Verbindungen Sie dort entdecken können. Sind Sie dazu bereit?

ÜBUNG

Setzen Sie sich an Ihren bequemen Platz und schließen Sie die Augen. Atmen Sie durch die Nase ein und den Mund aus. Entspannen Sie sich. Sehr gut. Lassen Sie nun ein reines weißes Licht von oben durch den Kopf eindringen. Es entspannt Ihre Augen und die Kiefer, es strömt in den Hals und die Schultern und entspannt Sie noch mehr, während es sich in Ihre Arme und Hände ausbreitet und durch das Rückgrat in die Beine und Füße fließt. Das Licht umgibt und schützt Sie. Spüren Sie die Wärme des liebevollen Lichts, während es Sie vor allen unerwünschten Einflüssen abschirmt, und seien Sie sich bewusst, dass Sie immer sicher, geborgen und beschützt sind.

Öffnen Sie die Tür und betreten Sie Ihren wunderschönen Raum. Ihr Engel wartet dort schon auf Sie. Begrüßen Sie ihn und nehmen Sie wahr, dass sich die andere Tür öffnet und Ihre leibliche Mutter oder die Frau, die Sie großgezogen hat, in den Raum schwebt, um Sie zu sehen. Beachten Sie, wie sehr sie sich freut, heute bei Ihnen zu sein. Fühlen Sie die Liebe, die sie für Sie empfindet. Stellen Sie sich nun vor, dass Sie beide Ihren Engel an den Händen nehmen und schweben können. Sie schweben hinauf, immer höher und höher, durch die Decke des Raums nach oben, immer höher und höher in die Wolken hinein.

Nehmen Sie wahr, dass Sie sich umso entspannter fühlen, je höher Sie schweben. Immer höher und höher hinauf.

Stellen Sie sich nun vor, so hoch am Himmel zu sein, dass Sie unter sich einen Sonnenstrahl sehen und Ihnen bewusstwird, dass Sie über den heutigen Tag hinwegschweben. Kommen Sie nun über dem heutigen Tag an und nehmen Sie wahr, wie entspannt Sie sind. Drehen Sie sich um und schauen Sie in die Richtung Ihrer Zukunft. Achten Sie darauf, wie strahlend Ihre Zukunft ist. Dann drehen Sie sich in die andere Richtung und betrachten Ihre Vergangenheit. Dabei wird sie immer heller und leichter. Sie ist so hell und leicht!

In dem Augenblick, in dem ich bis drei gezählt habe, werden Sie, Ihr Engel und Ihre Adoptivmutter über die Vergangenheit bis zu dem ursprünglichen Ereignis, der ersten Begegnung Ihrer Seelen, zurückschweben. Sind Sie bereit? Eins – Sie schweben rasch zurück, zwei – immer weiter und weiter in die Vergangenheit, und drei – Sie sind angekommen. Stellen Sie sich, umgeben von Licht, vor, Sie können in das Ereignis hineinschweben und das Geschehen verfolgen. Wo auf der Welt befinden Sie sich? Welches Jahr haben wir? Wie fühlen Sie sich? Sind Sie allein oder mit anderen Leuten zusammen? Gehen Sie im Zeitraffer zu einem Ereignis, das Ihnen über Ihre Verbindung zueinander Erkenntnisse liefern kann. Kommen Sie jetzt dort an. Was geschieht gerade? Wie wirkt es sich auf Ihre Beziehung im jetzigen Leben aus? Was lernen Sie beide gemeinsam? Nehmen Sie sich genug Zeit, um Antworten und Klarheit zu erhalten.

Schwingen Sie sich in die Höhe, wenn Sie bereit sind, und schweben Sie rasch zurück zum heutigen Tag. Nehmen Sie wahr, dass Ihr Engel allen Ereignissen zwischen damals und heute heilende Liebe und Licht schickt, und schweben Sie wieder über den heutigen Tag. Bitten Sie Ihren Engel um Klarheit in allem, in dem Ihnen noch nicht alles klar ist. Lassen Sie und Ihre Adoptivmutter sich dann von Ihrem Engel zurück durch die Wolken führen, immer weiter und weiter hinunter, bis Sie wieder in Ihrem besonderen, sicheren Raum angekommen sind.

Danken Sie Ihrer Adoptivmutter dafür, dass sie heute mitgekommen ist, und sehen Sie ihr nach, während sie wegschwebt. Danken Sie nun Ihrem Engel und stellen Sie sich vor, wie Ihr Engel wegschwebt. Drehen Sie sich um und gehen Sie durch Ihre Tür zurück in den Raum, von dem aus Sie gestartet sind. Im nächsten Moment werden Sie in diesem

Raum ankommen; Sie werden sich wach, erfrischt und besser als vorher fühlen. Drei – geerdet und im inneren Gleichgewicht, zwei – Sie werden die Informationen heute Nacht in Ihren Träumen verarbeiten, so dass Sie morgen früh völlig in diese neue Energie eingebunden sind, eins – Sie sind wieder zurück!

***

Was haben Sie herausgefunden? Welche Auswirkungen hat es auf Ihre Beziehung und Wertschätzung zu der Frau, die Sie adoptiert hat? Verstehen Sie jetzt besser, was Sie im jetzigen Leben zusammengebracht hat? Wiederholen Sie den Prozess, indem Sie diesmal die Energie Ihrer leiblichen Mutter im Geist spüren, wenn Sie die Verbindung zu Ihrer leiblichen Mutter in früheren Leben herausfinden möchten.

Heilung der Vorfahren Ihrer Adoptivmutter

Ich freue mich, dass wir die Gelegenheit hatten, in die früheren Leben einzutauchen, die Sie und Ihre Adoptivmutter teilten. Natürlich müssen wir jedoch in einem Buch über Vorfahren eine weitere Erfahrung machen, bei der Sie Ihre Adoptivmutter bei ihren eigenen Vorfahren unterstützen. Ob Sie nun Blutsverwandte sind oder nicht – unabhängig von Ihrer bestimmten Situation sind Sie mit der Frau verbunden, die Sie auf der Seelenebene großgezogen hat. Diese Verbundenheit ist ganz real und wichtig, und je glücklicher und geheilter sie ist, desto besser wird es allen in Ihrem Umfeld gehen.

ÜBUNG

Suchen Sie Ihren bequemen Platz auf. Schließen Sie die Augen. Sie versinken entspannt in Ihrem herrlichen Raum, wo Sie sich auf die nächste Reise vorbereiten. Atmen Sie bewusst. Schicken Sie ein herrliches helles weißes Licht durch Ihren ganzen Körper, vom Kopf bis zu den Zehenspitzen. Entspannen Sie sich. Umgeben Sie sich mit Licht und seien Sie sich bewusst, dass Sie immer geschützt sind. Sehr gut. Gehen Sie durch die Tür in Ihren Raum. Kommen Sie jetzt dort an.

Ihr Engel und Ihre Adoptivmutter sind schon da, und beide sind sehr glücklich über Ihre Gegenwart. Bitten Sie Ihre liebe Mutter, Ihnen zu sagen, welche Seite ihrer Familie zu diesem Zeitpunkt am meisten

Heilung braucht – die Vorfahren ihrer Mutter oder die ihres Vaters. Achten Sie auf das, was sie sagt.

Gehen Sie mit dem Engel und dem höheren Selbst Ihrer Adoptivmutter zur besonderen Tür und öffnen Sie sie. Nehmen Sie einen hellen Lichtstrahl wahr, der die früheren Erfahrungen der Vorfahren Ihrer Adoptivmutter darstellt. Schweben Sie gemeinsam über die Energie der früheren Generationen ihrer Familie bis zum ursprünglichen Ereignis, dem Ereignis, das sich am stärksten auf ihre Familie ausgewirkt hat und das in diesem Moment am dringendsten geheilt werden muss. Eins – Sie schweben rasch in die Vergangenheit, zwei – immer weiter und weiter zurück, und drei – Sie sind dort angekommen!

Welches Jahr haben wir? Welche Zahl kommt Ihnen als Erstes in den Sinn? Wo sind Sie? Was passiert und wer ist davon betroffen? Achten Sie auf das, was Sie beobachten, und lassen Sie sich von Ihrem Engel oder Ihrer Mutter die Umstände erklären. Nehmen Sie wahr, dass Ihr Engel jetzt allen Beteiligten heilendes Licht sendet. Lassen Sie zu, dass das Licht alle Mitglieder der Familie – frühere, heutige und zukünftige – überflutet, und sehen Sie, wie Ihre Adoptivmutter immer heller wird und die Heilung empfängt.

Nehmen Sie wahr, dass auch Sie spüren, wie Ihre eigene Energie leichter und heller wird, sobald Ihre Adoptivmutter auf die Heilung reagiert. Gut gemacht! Nun können Sie zu dritt zurück in Ihren Raum schweben, und dabei schickt Ihr Engel weiterhin allen Familienmitgliedern ab dieser Zeit Heilung und Licht. Er heilt alle Situationen zwischen diesem ganz frühen Zeitpunkt und heute. Gut so!

Schweben Sie in den Raum hinein und nehmen Sie sich genügend Zeit, um mit Ihrer Adoptivmutter und dem Engel über die erhaltenen Informationen zu sprechen. Lassen Sie sich Zeit. Wenn Sie fertig sind, werden sie wegschweben.

Drehen Sie sich nun um und gehen Sie durch die Tür zurück zum Startpunkt. Sie sind geerdet und im inneren Gleichgewicht, und wenn ich von drei rückwärts gezählt habe, kommen Sie in den Raum zurück. Sie sind wach und erfrischt und fühlen sich besser als zuvor. Drei – geerdet und im inneren Gleichgewicht, zwei – Sie werden die Informationen heute Nacht in Ihren Träumen verarbeiten, so dass Sie morgen früh völlig in diese neue Energie eingebunden sind, eins – Sie sind wieder da!

***

Können Sie erkennen, warum es all Ihren Blutsverwandten und anderen Familienmitgliedern helfen kann, wenn die Vorfahren Ihrer Adoptivmutter geheilt werden? Jedes Mal, wenn wir heilendes Licht in die Welt senden, vor allem jemandem, der so besonders ist wie die Frau, die einen großgezogen hat, kann nur Gutes entstehen.

Zusammenfassung

Für die Heilarbeit braucht man viel Mut. Was Sie durch diese Übungen erreicht haben, sollte nicht unterschätzt werden, und Sie werden für Ihre Mühe belohnt werden. Wie? Im Umgang mit Ihrer Mutter im täglichen Leben könnten Sie bei der nächsten Begegnung feststellen, dass als Folge Ihrer Arbeit ganz reale Veränderungen in der Außenwelt stattgefunden haben. Wenn man in sich geht und den Blick auf die Realität ändert, verändert sich auch alles in der äußeren Welt und entwickelt sich weiter, um die neuen Erkenntnisse zu bestätigen. Gute Arbeit!

Kapitel 6

Übungen zur Heilung der väterlichen Seite

Nun, da Sie sich mit Ihrer Mutter beschäftigt haben, bekommen Sie die Chance, auch Ihrem Vater und seinen Vorfahren Heilung zu schicken. Die Prozesse sind ähnlich, daher werden sie vermutlich mit der Zeit leichter. Die Erkenntnisse und die Heilung, die dieser Teil des Buches bewirkt, sind jedoch vollkommen anders als die des vorherigen Kapitels. Dennoch hoffe ich, dass sie für Ihre Seelenreise genauso nützlich sind.

Gespräch mit Ihrem Vater

Jetzt ist die Zeit gekommen, sich mit Ihrem Vater genauso zu unterhalten, wie Sie es mit Ihrer Mutter taten. Auf der ersten Reise, bei der Sie dem höheren Selbst Ihres Vaters begegnen, werden Sie ein Gespräch mit ihm führen, das den Rest der Reisen in diesem Buchteil noch bedeutender und wirksamer macht. Sind Sie bereit?

ÜBUNG

Setzen Sie sich auf Ihren Stuhl, stellen Sie die Füße auf den Boden und legen Sie die Hände locker in den Schoß. Atmen Sie. Lassen Sie ein friedliches, heilendes Licht durch Ihren Körper strömen. Es hüllt Sie völlig ein, während es in jede Zelle Ihres Körpers dringt, sie heilt und entspannt. Sie werden mit jedem Atemzug entspannter. Sehr gut.

Nehmen Sie eine Tür vor sich wahr, dieselbe Tür, durch die Sie schon gegangen sind. Gehen Sie hindurch in einen gemütlichen, vertrauten Raum. Nehmen Sie wahr, dass Ihr Vater schon da ist; sein höheres Selbst wartet schon auf Sie. Stellen Sie sich vor, wie glücklich er ist, Sie zu sehen. Gehen oder schweben Sie auf Ihren Vater zu und stellen

Sie sich vor, dass Sie beide sich über alles unterhalten können, über das Sie sprechen müssen. Lassen Sie sich Zeit.

(Pause.)

Falls notwendig, stellen Sie sich vor, dass sich Ihr Vater für alles, was in der Vergangenheit geschehen ist, entschuldigt. Hören Sie ihm zu und schicken Sie ihm das Licht der Vergebung, wenn es Ihnen möglich ist. Lassen Sie sein höheres Selbst verdeutlichen, dass er sein Bestes gegeben hat. Entschuldigen Sie sich nun bei ihm, falls das nötig ist. Auch Sie können ihn wissen lassen, dass Sie Ihr Bestes gegeben haben. Stellen Sie sich vor, dass er auch Ihnen verzeiht. Nehmen Sie wahr, dass Sie beide bei diesem Austausch immer leichter und strahlender werden. Nehmen Sie sich Zeit dafür zu spüren, wie aufrichtig seine Gefühle sind, während Sie auch ihm Ihre ehrlichen Gefühle offenbaren. Sehr gut.

Lassen Sie nun Ihren Vater über alles andere reden, was Sie hören müssen, wie beispielsweise Ihre Beziehung und wie viel Sie ihm bedeuten. Besprechen Sie auch alle anderen wichtigen Themen, die auftreten. Lassen Sie sich auch für dieses Gespräch Zeit.

Bedanken Sie sich bei Ihrem Vater für seinen Besuch, wenn Sie fertig sind. Nehmen Sie wahr, wie er weggeht oder wegschwebt. Jetzt können Sie sich umdrehen und wieder durch die Tür gehen, durch die Sie gekommen sind. Sie sind nun wieder am Startpunkt angekommen. Wenn ich von drei rückwärts gezählt habe, betreten Sie wieder den Raum. Drei – geerdet und innerlich im Gleichgewicht, zwei – Sie sind in all Ihren Handlungen sicher, und eins – Sie sind wieder da!

***

Was konnten Sie auf dieser Reise erfahren? Hat das Gespräch neue Erkenntnisse, Heilung oder einen Abschluss gebracht? Wenn nicht, ist das auch nicht schlimm. Manche Probleme brauchen Zeit, um abzuheilen. Versuchen Sie es also wieder, wenn es erforderlich ist. Hat irgendetwas im Gespräch Sie überrascht?

Das innere Kind zusammen mit dem Vater heilen

Niemand ist perfekt, und Ihr Vater ist mit Sicherheit keine Ausnahme. Irgendwann hat er wahrscheinlich etwas gesagt oder getan, was den kindlichen Teil in Ihnen, den ich schon erwähnt habe, verletzt hat. Wenn wir noch klein sind, missverstehen wir mitunter die Bedeutung der Dinge, die Erwachsene sagen, und manchmal regen sich die Erwachsenen über Dinge auf, die im Endeffekt unwichtig sind. Die Folgen sind jedoch verletzte Gefühle, die oft noch Jahrzehnte in unserem Unbewussten haften bleiben. Auf der nächsten Reise gehen Sie wie bei Ihrer Mutter wieder nach innen, um sich solche Ereignisse ins Gedächtnis zu rufen. Sie lassen Ihren Vater um Verzeihung bitte, sagen ihm alles, was Sie ihm mitteilen müssen, vergeben ihm und heilen. Vergessen Sie nicht: Sie sprechen mit der Seele des Vaters – seinem höchsten Aspekt – und auf dieser Ebene kann eine tiefgründige Heilung erfolgen.

ÜBUNG

Setzen Sie sich an Ihren speziellen Platz. Atmen Sie tiefe, heilende Atemzüge ein und schließen Sie die Augen. Nehmen Sie wahr, dass Sie mit jedem Atemzug immer entspannter werden. Sehr gut. Holen Sie sich das heilende, liebevolle Licht von oben durch den Kopf in den Körper, lassen Sie es in den Hals, die Schultern, Arme, das Herz, den Magen und die Lunge strömen. Fühlen Sie, wie das Licht in Ihre Beine und Füße fließt. Lassen Sie sich ungefähr einen Meter weit auf allen Seiten vom Licht einhüllen. Machen Sie sich bewusst, dass Sie in dieser goldenen Lichtblase sicher und geborgen sind und dass nur das, was Ihrem höchsten Wohl dient, durchdringen kann.

Finden Sie die Tür wieder, durch die Sie schon gegangen sind. Sehr gut. Öffnen Sie nun die Tür und betreten Sie einen vertrauten Raum aus Ihrer Kindheit. Kommen Sie jetzt dort an. Fühlen Sie die Geborgenheit, die von der Umgebung ausgeht. Während Sie alles in sich aufnehmen, geht oder schwebt Ihr Vater auf Sie zu. Begrüßen Sie ihn im Wissen, dass es das höhere Selbst Ihres Vaters ist, der höchste Aspekt seiner Seele, der Sie bedingungslos liebt und nur das Beste für Sie will.

Stellen Sie sich vor, mit Ihrem Vater über etwas zu sprechen, mit dem er Sie vor vielen Jahren verletzt hat. Beachten Sie, dass er Ihnen aufmerksam zuhört, und wenn Sie ihm erklärt haben, wie weh es tut, lassen Sie sich von ihm sagen, wie leid es ihm tut, Sie verletzt zu haben. Er gab damals nur sein Bestes und bereut es zutiefst. Nehmen Sie sich die Zeit, über Ihre Gefühle zu sprechen, und lassen Sie Ihren Vater das aussprechen, was er zu sagen hat.

(Pause.)

Spüren Sie, dass Ihnen ein wenig weicher ums Herz wird, während Sie ihm zuhören und Sie das Licht der Vergebung empfangen, das Sie von Kopf bis Fuß durchströmt. Falls Sie Ihrem Vater etwas zu sagen haben, tun Sie es jetzt. Stellen Sie sich vor, dass auch er Ihnen verzeiht. Sie können sich umarmen, wenn sich das gut anfühlt, und Sie wissen, Ihr Vater hofft aufrichtig, dass die Verletzung mit der Zeit völlig abheilt. Lassen Sie zu, dass das Gespräch Sie beide leichter und strahlender als vorher macht. Sie sind beide jetzt so hell strahlend, dass Ihr Vater wegschwebt. Machen Sie sich bewusst, dass Sie jederzeit alles hier mit ihm besprechen können, wenn Sie das Bedürfnis dazu haben. Drehen Sie sich um, wenn Sie fertig sind, und gehen Sie wieder durch die Tür, durch die Sie gekommen sind.

Sie sind immer noch in das Licht eingehüllt und fühlen sich besser als je zuvor. Wenn ich von drei rückwärts gezählt habe, sind Sie wieder bei vollem Bewusstsein und fühlen sich so gut wie seit Jahren nicht mehr. Drei – geerdet und im inneren Gleichgewicht, zwei – Sie verarbeiten die heilenden Schwingungen des Vergebens und sind morgen früh völlig in diese neue Energie eingebunden, eins – Sie sind wieder da!

***

Das haben Sie hervorragend gemacht! Geht es Ihrem inneren Kind jetzt besser? Haben Sie sich an das Ereignis, über das Sie mit Ihrem Vater gesprochen haben, erinnert oder wurden Sie von der Erinnerung überrascht? Machen Sie sich klar, dass Sie die Übung möglicherweise öfter wiederholen müssen. Das ist normal und vollkommen in Ordnung.

Die Reise zu den Vorfahren des Vaters

Nachdem Sie nun die Gelegenheit hatten, Ihren Vater durch die vorherigen beiden Übungen besser kennenzulernen, werden Sie sich nun auf die Reise machen, um bei der Heilung der Vorfahren Ihres Vaters mitzuwirken. So wie Sie Ihre Mutter im vorangehenden Kapitel getroffen haben, werden Sie Ihrem Vater begegnen und ihn bitten, Ihnen zu helfen, einen Ort in der Ahnenlinie zu finden, der zu diesem Zeitpunkt Heilung am nötigsten hat.

ÜBUNG

Setzen oder legen Sie sich hin, schließen Sie die Augen und entspannen Sie sich. Atmen Sie Heilung, Liebe und Licht ein und atmen Sie alle Anspannung aus. Nehmen Sie wahr, dass Sie mit jedem Atemzug offener und entspannter werden. Sehr gut. Spüren Sie, wie ein helles, erdendes Licht vom Boden in Ihre Füße und Beine strömt, dann hinauf ins Rückgrat, den Hals und Kopf fließt. Lassen Sie das Licht jede Zelle Ihres Wesens durchfluten und Sie entspannen, bis es aus Ihrem Kopf wieder herausfließt und den Körper mit einem Schutzschild aus reinem weißem Licht umgibt. Seien Sie sich bewusst, dass nur das, was Ihrem höchsten Wohl dient, den Schutzschild durchdringen kann.

Öffnen Sie nun die Tür, durch die Sie schon mal gegangen sind, und betreten Sie einen besonderen Raum. Ihr Vater ist schon da. Er begrüßt Sie, und Sie freuen sich, einander zu sehen. Seien Sie sich bewusst, dass sein höheres Selbst heute Ihre Hilfe braucht, während Sie Ereignisse aus der Zeit, in der seine Ahnen gelebt haben, anschauen. Fragen Sie Ihren Vater, ob Sie seine Ahnen väterlicherseits oder mütterlicherseits aufsuchen werden. Warten Sie seine Antwort ab und nehmen Sie wahr, wie klar sie ist. Sehr gut.

Hinter Ihrem Vater befindet sich eine Tür. Sie öffnet sich jetzt, und Sie beide halten sich an den Händen und gehen oder schweben nun durch die Tür. Tun Sie es jetzt. Nehmen Sie wahr, dass Sie in den Wolken sind und über den heutigen Tag hinwegschweben. In dem Moment, in dem ich bis drei gezählt habe, werden Sie anfangen, in den Wolken über die Vergangenheit der Vorfahren Ihres Vaters hinwegzuschweben, bis zu einem Augenblick, der für Ihr höchstes Wohl am wichtigsten ist. Sind Sie bereit? Eins, zwei und drei – Sie schweben nun sehr schnell dorthin. Bei drei kommen Sie bei dem Ereignis an, das zu diesem Zeitpunkt die Heilung am nötigsten braucht. Eins – Sie schweben zurück in die Vergangenheit, zwei – immer weiter und weiter zurück, und drei – Sie sind da. Kommen Sie jetzt dort an. Ihr Vater und Sie sind von einer Lichtblase umgeben und Sie können mit Leichtigkeit hinabschweben, immer tiefer und tiefer, hinunter und hinein ins Ereignis. Achten Sie auf das, was dort passiert.

Welches Jahr haben wir? Was geschieht gerade, und wer ist Ihrem Gefühl nach da, der Heilung braucht? In welcher Beziehung stehen Sie zu ihm? Stellen Sie sich vor, dass Sie die Leute fragen, wie Sie ihnen helfen können, und nehmen Sie das heilende Licht wahr, dass alle durchflutet. Es heilt, reinigt und neutralisiert die Energie, bis sich die ganze Szene friedlich und entspannt anfühlt. Gut gemacht!

Stellen Sie sich vor, Sie und Ihr Vater könnten den Anwesenden Fragen stellen. Welche Auswirkungen hat der Vorfall auf Ihre Familie und Ihr jetziges Leben? Wie können Sie noch helfen, außer heilendes Licht zu schicken? Tun Sie alles, worum man Sie bittet und wozu Sie in der Lage sind, und führen Sie das Gespräch fort, bis Sie fertig sind. Lassen Sie das heilende Licht weiterhin die Szene ausleuchten und nehmen Sie wahr, dass Sie und Ihr Vater jetzt durch das neue heilende Licht und Verständnis leichter und strahlender werden.

Schwingen Sie sich, wenn Sie fertig sind, hinauf in die Luft und schweben Sie die ganze Strecke zurück bis zum heutigen Tag, aber nur so schnell, wie sich alle Ereignisse zwischen diesem frühen Zeitpunkt und heute dank der neuen Energie neu ordnen können. Fühlen Sie, wie alle Zellen in Ihrem Körper heilen und sich mit liebevollem Licht füllen, und beachten Sie, dass auch Ihr Vater diese unglaubliche Energie empfängt. Ausgezeichnet. Schweben Sie zurück durch die Tür, an der Sie Ihrem Vater zum ersten Mal begegnet sind, und kommen Sie jetzt dort an – wieder an dem Ort, an dem Sie sich beide gemeinsam auf die Reise begeben haben.

Stellen Sie sich vor, wie sich Ihr Vater für Ihre Unterstützung seiner Familie bedankt. Er wird von noch mehr Licht erfüllt und schwebt weg. Schweben Sie nun wieder durch die Tür, aus der Sie den Raum betreten haben, und kehren Sie an den Startpunkt zurück. Wenn ich von fünf rückwärts gezählt habe, sind Sie wieder da. Bereit? Fünf – Sie profitieren weiterhin vom heilenden Licht, vier – Sie verarbeiten die ganze neue Energie heute Nacht in Ihren Träumen, so dass Sie sich morgen früh besser als je zuvor fühlen, drei – Sie sind bei allem, was Sie tun, sicher, zwei – Sie lassen zu, dass neue Erkenntnisse Ihnen weiterhin in den Sinn kommen, die allen Beteiligten helfen, eins – geerdet und im inneren Gleichgewicht, und Sie sind wieder da!

***

Wie ist es gelaufen? Welche Seite der väterlichen Familie haben Sie aufgesucht? Was ist dort geschehen? Wie haben sich diese uralten Ereignisse auf Sie und Ihre Verwandten über die Jahre ausgewirkt? Machen Sie sich wie immer Notizen. Sie können mit der Zeit auch noch mehr Einsichten und Erkenntnisse darüber sammeln, wie all die neuen Informationen Ihre generelle Heilung und die Seelenaufgabe in Ihrem jetzigen Leben vorantreiben.

Frühere Leben gemeinsam mit dem Vater erforschen

Als Nächstes wollen wir sehen, ob Sie und Ihr Vater schon frühere Leben geteilt haben. Ähnlich wie wir im letzten Kapitel mit Ihrer Mutter gearbeitet haben, bietet auch diese Reise alle Möglichkeiten. Ihr Vater und Sie waren vermutlich auch schon in früheren Leben zusammen, aber sollte es nicht so sein, können Sie dem höheren Selbst Ihres Vaters dabei helfen, zu einem früheren Zeitpunkt zurückzukehren und etwas abzuheilen, das zum jetzigen Zeitpunkt am meisten angegangen werden muss. Wenn wir einen anderen – insbesondere einen engen Verwandten – mit so tiefgehender Heilarbeit unterstützen, profitiert das gesamte Umfeld der Person, darunter auch Sie selbst und Ihre ganze Blutlinie. Vergessen Sie auch nicht: Unsere Seelen sind so umfassend, dass Sie bei der Wiederholung dieser Übung in Zukunft völlig neue Informationen erhalten könnten, die auf Ihrem späteren Lebensweg vielleicht hilfreich sind. Die Seele ist wie eine Zwiebel; daher wird auf jeder Reise eine Haut weggeschält, die eine noch hellere, strahlendere Realität offenbart. Bleiben Sie im Geist vor allem offen für das, was kommt. Wenn Sie Ihren Vater schon in der Vergangenheit gekannt haben, ist das toll. Wenn nicht, werden Sie zweifellos auf andere Weise von der Reise profitieren.

ÜBUNG

Setzen Sie sich hin, die Hände im Schoß und die Fußsohlen flach auf dem Boden. Atmen Sie tief durch die Nase ein und durch den Mund aus. Entspannen Sie sich. Hüllen Sie sich beim Entspannen in eine Kugel aus heilendem Licht, indem Sie sich ein wunderschönes Licht vorstellen, das von oben herabfällt und Sie von Kopf bis Fuß durchdringt.

Das Licht wird immer stärker, während es zu Ihrer Herzmitte vordringt und Sie mit stützender, schützender Energie umgibt. Lassen Sie das Licht allen Stress wegschwemmen und Sie mit einem tiefen Gefühl des Friedens erfüllen. Sehr gut.

Nehmen Sie die vertraute Tür wahr, die Sie schon kennen. Gehen Sie nun durch die Tür in einen friedlichen Raum. Dort sehen Sie sofort das höhere Selbst Ihres Vaters. Er wartet schon auf Sie und ist sehr glücklich, Sie zu sehen. Stellen Sie sich vor, dass er Ihnen für Ihr heutiges Erscheinen dankt und Sie um Hilfe beim Offenbaren wesentlicher Details aus seinen früheren Leben bittet.

Nehmen Sie die Hand Ihres Vaters. Sie schweben beide in die Höhe, immer höher und höher, durch die Decke hinauf in die Wolken. Sie schweben höher und höher, bis Sie über einem Licht schweben, das den heutigen Tag darstellt. Blicken Sie zurück in die Richtung, die laut Ihrem Vater seine Vergangenheit ist. Seien Sie sich bewusst, dass Sie beide gleich entweder in ein bedeutendes früheres Leben zurückgehen, das Sie und Ihr Vater teilten, oder in ein früheres Leben Ihres Vaters, das zu diesem Zeitpunkt am meisten zur Heilung Ihrer Familie beitragen kann. Es könnte ein Leben sein, in dem Sie sich gekannt haben, oder ein Leben, das am besten klären kann, wer Ihr Vater ist, und wodurch Sie beide einander noch besser verstehen werden. Sind Sie bereit?

Sie schweben immer weiter zurück in die Vergangenheit, zurück zum wichtigsten Ereignis, das Ihr Vater Ihnen jetzt zeigen will. Wenn ich bis drei gezählt habe, erreichen Sie dieses bedeutende Ereignis. Eins – Sie schweben zu einem sehr frühen Zeitpunkt zurück, zwei – immer weiter und weiter zurück, Sie sind schon fast da, drei – nun sind Sie da. Kommen Sie jetzt dort an im Wissen, dass Sie und Ihr Vater von einem schützenden Lichtschild umgeben sind. Achten Sie auf das Geschehen.

In welchem Jahr befinden Sie sich? Wo sind Sie? Wer ist da? Achten Sie auf das, was Sie wahrnehmen. Identifizieren Sie die Energie Ihres Vaters, und wenn Sie spüren, dass Ihre Seele auch da ist, stellen Sie sich vor, dass Sie ein gemeinsames Ereignis finden können. Wenn nicht, sollten Sie den wichtigsten Augenblick finden, der zu diesem Zeitpunkt geheilt werden muss. Kommen Sie jetzt dort an. Nehmen Sie das Geschehen wahr. Wie wirken sich die früheren Erlebnisse auf Sie und Ihre Familie im jetzigen Leben aus? Schicken Sie allen Beteiligten ein heilendes Licht, und stellen Sie sich vor, Sie könnten im Zeitraffer bis zum letzten Tag dieses Lebens vorspulen. Kommen Sie jetzt an diesem Tag an und beachten Sie, wie die verschiedenen Seelen in die geistige Welt übergegangen sind. Lassen Sie sie das jetzt tun. Stellen Sie sich vor, dass das höhere Selbst der Menschen, die Sie oder Ihr Vater in der Vergangenheit waren, zu Ihnen und dem Vater hinaufschweben kann, und dass Ihr Vater und Sie sich mit ihnen unterhalten und ihnen Fragen über ihr Leben stellen können. Welche Auswirkungen haben die Handlungen der Vergangenheit auf alle in Ihrem jetzigen Leben? Was haben sie von den Ereignissen gelernt? Welche Dinge haben Ihr Vater und Sie, die Sie noch heute in diesem Leben erleben, gelernt, falls Sie in einem früheren Leben zusammen waren?

Nehmen Sie sich die nötige Zeit, und wenn Sie die Antworten erhalten haben, werden Sie und Ihr Vater immer höher und höher aufsteigen. Sie werden zeitlich vorwärtsschweben, bis Sie wieder am heutigen Tag ankommen. Schweben Sie nun über den heutigen Tag hinweg. Sehr schön. Stellen Sie sich nun vor, wie Ihr Vater und Sie nach unten schweben, immer weiter nach unten, wie Sie die Wolkendecke durchbrechen, bis Sie wieder durch die Decke des Raums schweben, von dem aus Sie gestartet sind.

Danken Sie Ihrem Vater dafür, dass er heute mit Ihnen diese Reise unternommen hat. Stellen Sie sich vor, dass er sich auch bei Ihnen für all Ihre Hilfe bedankt. Nehmen Sie sich Zeit und sprechen Sie über alles, was Sie einander zu sagen haben. Wenn Sie so weit sind, werden Sie sehen, wie Ihr Vater wegschwebt. Sie werden sich nun umdrehen und wieder zur Tür hinausgehen, durch die Sie gekommen sind.

In dem Augenblick, in dem ich von fünf rückwärts gezählt habe, werden Sie wieder in den Raum zurückkehren und sich besser als zuvor fühlen. Fünf – geerdet und im inneren Gleichgewicht, vier – Sie verarbeiten die Informationen heute Nacht in Ihren Träumen, so dass Sie morgen früh völlig in diese neue Energie eingebunden sind, drei – Sie sind beim Autofahren und in allen anderen Handlungen sicher, zwei, eins – Sie sind wieder da!

***

Welche neuen Erkenntnisse über Ihren Vater haben Sie gewonnen? Haben Sie beide eine Verbindung aus einem früheren Leben, von der

Sie bisher nichts geahnt hatten? Wie hat sich die Situation auf Ihr Leben ausgewirkt, und was gewinnen Sie aus der Erfahrung, neues Licht und Verständnis in die Vergangenheit zu schicken? Gut gemacht!

Heilung mit Ihrem Vater im jetzigen Leben

Ihr Vater und Sie waren schon auf einer ziemlich weiten Reise. Jetzt werden Sie alles, was Sie bisher gelernt haben, mitnehmen und ihm erneut begegnen, um neue Erkenntnisse über seine Persönlichkeit zu erlangen. Sie werden sich das ansehen, was Sie als Seelen gemeinsam gelernt haben, und neue Wege finden, wie Sie beide allen Familienmitgliedern noch mehr helfen können. Die nächste Reise ähnelt dem Gespräch, das Sie schon mit Ihrem Vater geführt haben. Jetzt können Sie das Verständnis vertiefen, da Sie nun mehr über Ihre Verbindung und einige der Probleme und Triumphe wissen, die die Seele Ihres Vaters in der Vergangenheit erlebt hat.

ÜBUNG

Schließen Sie die Augen, atmen Sie tief ein und begeben Sie sich an den besonderen entspannenden Ort, an dem Sie schon waren. Atmen Sie Frieden, Heilung und Entspannung ein. Atmen Sie Anspannungen und Sorgen aus. Beachten Sie, dass Sie sich mit jedem Atemzug mehr entspannen. Lassen Sie das heilende Licht von oben in den Kopf und durch den ganzen Körper fließen und Sie in einem Schutzschild der Liebe einhüllen. Machen Sie sich bewusst, dass Sie in diesem liebevollen Licht immer sicher, geborgen und geschützt sein werden.

Nehmen Sie die vertraute Tür wahr, die vor Ihnen liegt, und gehen Sie nun durch die Tür. Kehren Sie an den Ort zurück, an dem Sie Ihrem Vater schon begegnet sind; er wartet dort schon auf Sie. Beachten Sie, dass es sein höheres Selbst ist, und fühlen Sie die bedingungslose Liebe und Hochachtung, die er für Sie empfindet. Begrüßen Sie ihn. Fragen Sie Ihren Vater, welche neuen Informationen er Ihnen aufgrund aller Erkenntnisse, die Sie bisher gewonnen haben, mitteilen will.

Hören Sie ihm zu; stellen Sie ihm Fragen, wenn Sie über etwas Klarheit brauchen, und teilen Sie ihm alles mit, was Sie ihm sagen möchten und was zu diesem Zeitpunkt hilfreich ist. Nehmen Sie sich so viel Zeit, wie Sie brauchen. Lassen Sie Ihren Vater sich bei Ihnen entschuldigen, wenn er das Bedürfnis dazu hat, oder entschuldigen Sie sich bei ihm, wenn Sie sagen wollen, dass Ihnen irgendwelche Fehlurteile oder Missverständnisse leidtun. Tun Sie das jetzt.

(Pause.)

Bemühen Sie sich mit aller Kraft, sich vorzustellen, dass Sie beide alles, was in der Vergangenheit Ihres jetzigen Lebens zwischen Ihnen stand, loslassen und einander vergeben können. Wenn Sie merken, dass das noch nicht möglich ist, versuchen Sie zu sehen, ob Sie sich beide ein bisschen mehr als vor der Reise versöhnen können.

Sagen Sie alles, was ausgesprochen werden muss. Wenn Sie sich umarmen wollen, tun Sie es jetzt. Sehr gut. Lassen Sie sich Zeit, und verabschieden Sie sich voneinander, wenn Sie beide fertig sind, im Wissen, dass das höhere Selbst Ihres Vaters jederzeit hier an Ihrem sicheren Ort sein wird, wenn Sie wieder einmal das Bedürfnis haben, mit ihm zu reden. Gehen oder schweben Sie zurück zu der besonderen Tür, öffnen Sie sie und gehen Sie wieder hinaus an den Startpunkt. Wenn ich von drei rückwärts gezählt habe, werden Sie wach, erfrischt und mit einem besseren Gefühl als zuvor zurückkommen. Drei – Sie fühlen sich friedlicher und sind offener für die Energie Ihres Vaters als je zuvor, zwei – geerdet und im inneren Gleichgewicht, und eins – Sie sind wieder da!

***

Wie ist es Ihnen ergangen? Welche neuen Informationen haben Sie gewonnen? Notieren Sie sich alle Erkenntnisse oder Gedanken, mit denen Sie sich in Zukunft näher befassen möchten. Möglicherweise stellen Sie auch fest, dass sich die Energie Ihres Vaters im realen Leben als Folge Ihrer Heilarbeit nun ändert, auch wenn es fast unmerklich ist. Selbst wenn Ihr Vater nicht mehr am Leben ist, werden Sie sich als Ergebnis Ihrer Reise leichter fühlen. Obwohl die Übungen anfangs wie reine Fantasie wirken, ist das, was Sie tun, ganz real, und Ihr Vater wird Ihre positiven Absichten spüren und Ihre Bemühungen auf der Seelenebene schätzen. Auch werden Sie als Nebenwirkung Ihrer Mühen weiterhin leichter und strahlender werden. Ausgezeichnet!

Reise, um Ihren leiblichen Vater kennenzulernen

Als Nächstes werden wir Ihren leiblichen Vater kennenlernen. Wie bei jeder Hypnose und bei geführter Bilderarbeit unter Anleitung ist es auch auf dieser Reise wichtig, Ihrer Fantasie freien Lauf zu lassen, vor allem, wenn Sie nichts über Ihren leiblichen Vater wissen.

Viele Leute wollen ihre wahre Identität herausfinden, vor allem da heutzutage verschiedene Technologien dabei helfen können, genaue Informationen herauszufinden. Viele Menschen sind aus vielerlei Gründen nicht bei ihren leiblichen Eltern aufgewachsen, zum Beispiel, weil ihre biologischen Eltern gestorben sind, weil ein gleichgeschlechtliches Paar mit Hilfe einer Leihmutter Eltern geworden ist, aufgrund einer Ei- oder Spermaspende oder zahlreicher anderer Szenarios, die beim Kind Fragen aufwerfen, auf die es Antworten braucht. Die meisten Nachforschungen nach leiblichen Eltern finden online statt, aber wie ich festgestellt habe, können auch Reisen des Geistes für die Heilung und ein Gefühl der Akzeptanz und des Abschlusses von persönlichen Problemen viel bewirken.

Wenn Sie spirituell arbeiten und Menschen beim Meditieren oder in Hypnose begegnen, sollte Ihnen bewusst sein, dass Sie auf das höhere Selbst des Menschen und nicht auf die Person in der realen Welt treffen. Das bedeutet, dass Sie eine wichtige Begegnung mit Ihrem leiblichen Vater in der geistigen Welt haben können, auch wenn Sie ihn nie kennengelernt haben. Eine solche Begegnung kann Trost und Heilung bringen, selbst wenn Sie ihn in der realen Welt da draußen nicht finden konnten.

Es kann eine ganze Reihe von Gründen für die Abwesenheit Ihres leiblichen Vaters in Ihrer Kindheit geben. Vielleicht war er krank, möglicherweise starb er und Ihre Mutter musste Sie alleine großziehen, oder beide Eltern verstarben oder konnten sich nicht um Sie kümmern. Womöglich war Ihr Vater ein Samenspender oder Sie kennen beide Eltern nicht. Die Möglichkeiten sind endlos. Vielleicht sind Sie Ihren Adoptiveltern unendlich dankbar oder sind wütend über Ihre Lebensumstände. Was auch immer der Fall ist – auf der nächsten Reise haben Sie die Gelegenheit zu einer spirituellen Begegnung mit dem höheren Selbst Ihres Vaters. Wie bei der Begegnung mit Ihrer leiblichen Mutter werden die Erkenntnisse Sie womöglich überraschen oder sie bauen auf Informationen auf, die Sie von Verwandten erhalten haben. Auf alle Fälle hoffe ich, dass diese Reise Ihnen mehr inneren Frieden im jetzigen Leben schenkt.

ÜBUNG

Setzen Sie sich an den bequemen Platz, an dem Sie ungestört sind. Schließen Sie die Augen und atmen Sie bewusst. Lassen Sie ein heilendes Licht von oben durch den Schädel in die Arme und Beine, durch das Rückgrat bis in Füße strömen. Lassen Sie zu, dass das heilende Licht Ihre Anspannung wegschwemmt, während Sie Heilung und Liebe einatmen und alles ausatmen, was Ihnen nicht dienlich ist.

Stellen Sie sich vor, dass das immer intensivere heilende Licht aus Ihrer Herzmitte ausstrahlt und eine herrliche goldene Lichtkugel formt, die Sie mit ungefähr einem Meter Abstand auf allen Seiten umgibt. Seien Sie sich bewusst, dass Sie in diesem Licht sicher und geborgen und vollkommen sorgenfrei sind und dass nur das, was Ihrem höchsten Wohl dient, durchdringen kann.

Nehmen Sie die Tür wahr, die vor Ihnen liegt. Gehen Sie nun durch die Tür hindurch in Ihren besonderen wunderschönen Raum. Lassen Sie Ihren Engel herabschweben, um Sie zu begrüßen, und spüren Sie die liebevolle Präsenz und Unterstützung Ihres Engels. Sehr gut.

Auf der anderen Seite des Raums befindet sich eine Tür. Wenden Sie sich der Tür zu, und stellen Sie sich vor, dass sie aufgeht und Ihr leiblicher Vater zur Tür hineinkommt oder hereinschwebt. Sie sehen ihn womöglich in menschlicher Gestalt oder aber Sie fühlen seine Gegenwart als Seele in Lichtform.

Stellen Sie sich vor, dass das sein höheres Selbst ist und er nun auf Sie zugeht. Begrüßen Sie ihn. Fühlen Sie seine bedingungslose Liebe. Ausgezeichnet. Nehmen Sie sich die Zeit, zuzuhören, was das höhere Selbst Ihres Vaters Ihnen sagen möchte. Vielleicht will er Ihnen Genaueres über die Umstände, warum Sie ohne ihn großwerden mussten, mitteilen. Falls er schon verstorben ist, dann stellen Sie sich vor, dass er Sie wissen lässt, wie gerne er für Sie da gewesen wäre. Sagen Sie ihm, falls er ein Samenspender war, was für ein tolles Geschenk er Ihnen damit gemacht hat.

Unterhalten Sie sich über alles, was Sie ihm mitteilen wollen. Vielleicht wollen Sie ihm sagen, wie Sie sich gefühlt haben, weil er nicht da war, oder wie seine Entscheidung Ihr Leben verändert hat. Wenn Sie wundervolle Adoptiveltern haben, sollten Sie ihm das auch sagen, und wenn nicht, teilen Sie ihm Ihre Gefühle darüber mit. Sagen Sie, was immer Sie auf dem Herzen haben, und geben Sie ihm dann die Gelegenheit, dasselbe zu tun. Geben Sie ihm die Chance, sich aufrichtig zu entschuldigen, falls es nötig ist, und Ihnen den Grund zu erklären, wenn er es kann. Sie können ihm auch die Energie des Verzeihens senden und ihm dafür Verständnis zeigen, dass er als Seele sein Bestes gab, auch wenn die Situation vielleicht nicht ideal ist.

Nehmen Sie sich Zeit, über alles zu sprechen, was Sie wissen möchten. Stellen Sie sich, wenn Sie damit fertig sind, vor, dass Ihr Engel Ihnen beiden strahlendes heilendes weißes Licht schickt. Achten Sie darauf, wie viel besser Sie sich durch das Licht fühlen als vorher und wie viel heller und strahlender Ihr leiblicher Vater wirkt.

Stellen Sie sich anschließend vor, dass er wieder durch die Tür geht oder schwebt, im sicheren Wissen, dass Sie ihn auf einer anderen Reise wiedersehen werden. Danken Sie Ihrem Engel für seine heutige Hilfe und fühlen Sie die Liebe und Hochachtung, die Ihr Engel Ihnen entgegenbringt. Lassen Sie sich vom Engel segnen und ermutigen, bevor er wegschwebt.

Drehen Sie sich nun um und gehen Sie wieder zur Tür hinaus, von der aus Sie gestartet sind. Wenn ich von fünf rückwärts gezählt habe, sind Sie wieder im Ausgangsraum, immer noch von der schützenden goldenen Lichtkugel umgeben; Sie fühlen sich wach, erfrischt und besser als zuvor.

Fünf – geerdet und im inneren Gleichgewicht, vier – Sie verarbeiten die Informationen heute Nacht in Ihren Träumen und erhalten noch weitere Einzelheiten, falls nötig, so dass Sie morgen früh völlig in diese neue Energie eingebunden sind, drei – Sie sind in allen Handlungen sicher, zwei, eins – Sie sind wieder da!

***

Wie ist es Ihnen ergangen? Viele Adoptivkinder suchen ihre leiblichen Eltern und Geschwister. Haben Sie, wenn Sie adoptiert worden sind, auf der Reise neue Informationen empfangen, die Ihnen mehr Klarheit verschaffen? Konnten Sie frühere Irritationen durch eine neue Sichtweise der Vergangenheit auflösen? Manche Leute wissen Einzelheiten über ihre leiblichen Eltern, die ihnen über die Jahre erzählt wurden. Welchen Einfluss hatte das auf Ihre Reise? Hat Sie das Geschehen überrascht oder entsprach es den Dingen, die Sie anhand von Informationen, die Familienmitglieder Ihnen mitteilten oder die Sie durch eigene Recherchen herausgefunden haben, schon über sich wussten? Haben Sie etwas Neues gelernt, was Sie noch nicht wussten? Wenn ja: Wollen Sie Nachforschungen anstellen, um noch mehr zu erfahren? Möglicherweise möchten Sie sich ein paar Notizen machen, um sich später damit zu befassen oder zu recherchieren und herauszufinden, ob die Erkenntnisse irgendwo dokumentiert worden sind. Sie werden staunen, wie intuitiv Sie wirklich sind und wie korrekt so manche Ihrer Einsichten sind. Superleistung!

Reise, um Ihren leiblichen Vater vor Ihrer Geburt kennen zu lernen

Als Nächstes erweitern wir unsere Arbeit und suchen das höhere Selbst Ihres Vaters auf, um seine Gedankenprozesse vor Ihrer Geburt noch besser kennenzulernen.

ÜBUNG

Setzen Sie sich entspannt auf Ihren bequemen Platz. Schließen Sie die Augen und atmen Sie bewusst. Atmen Sie Heilung, Frieden und Entspannung ein und alle Anspannungen aus. Lassen Sie den vertrauten reinen weißen Lichtstrahl rasch durch den Hals und die Schultern in Ihre Arme und Hände strömen. Lassen Sie dann das Licht durchs Rückgrat hinunter in Beine und Füße fließen. Sehr gut. Spüren Sie die friedlichen Schwingungen der Heilung, während das Licht von Ihrem Herzen ausstrahlt und Sie in eine schützende goldene Blase einhüllt. Seien Sie sich bewusst, dass nur das, was Ihrem höchsten Wohl dient, durch das Licht eindringen kann.

Nehmen Sie die vertraute Tür wahr und gehen Sie hindurch. Sie befinden sich wieder in Ihrem wundervollen Raum. Ihr Engel ist schon gekommen, um Sie zu begrüßen. Eine zweite Tür öffnet sich und Ihr leiblicher Vater ist wieder da. Es ist seine Seele, sein höheres Selbst, und er möchte mit Ihnen über die vielen Gründe sprechen, warum er in Ihrem Leben nicht anwesend sein konnte. Möglicherweise war er ein Samenspender, der schon vorher wusste, dass Sie nicht Teil seines Lebens sein würden, oder er wurde krank oder hatte einen tödlichen Unfall. Wenn ja, dann lassen Sie zu, dass er Sie an den Gedanken und Gefühlen teilhaben lässt, die er in der Zeit vor Ihrer Geburt hatte. Vielleicht steckte er damals in finanziellen Schwierigkeiten oder einer gesundheitlichen Krise, die ihn davon abhielt, die Vaterrolle zu übernehmen. Hören Sie ihm zu und stellen Sie sich vor, mit ihm mitzufühlen und die besonderen Umstände besser zu verstehen. Sehr gut.

Hören Sie zu und nehmen Sie sich die Zeit, ihm alles Neue zu sagen, worüber Sie mit ihm sprechen müssen.

(Pause.)

Fühlen Sie die bedingungslose Liebe, die das höhere Selbst Ihres Vaters Ihnen entgegenbringt. Fühlen Sie, falls notwendig, mit ihm mit und verzeihen Sie ihm. Sehen Sie, ob Sie mehr inneren Frieden fühlen, während Ihr Vater die damalige Situation noch weiter erklärt.

Wenn Sie fertig sind, wird der Engel Ihnen eine weitere Tür zeigen. Öffnen Sie nun die Tür und stellen Sie sich vor, wie Sie, das höhere Selbst Ihres Vaters und Ihr Engel über die Vergangenheit schweben, weit, weit zurück zu einem frühen Zeitpunkt vor Ihrer Geburt, bei dem Ihr Vater herausfindet, dass er nicht Teil Ihres Lebens sein wird.

Was passiert dort? Wie fühlt er sich? Lassen Sie zu, dass Ihr Engel ihm ein liebevolles heilendes Licht schickt, das Stress und Anspannungen, Traurigkeit und Probleme auflöst, und nehmen Sie wahr, dass er allmählich in eine friedlichere Energie übergeht. Spüren Sie, wie das friedliche Licht von ihm in jede Zelle Ihres Wesens strömt. Sie werden mit Liebe und Licht angefüllt, und das Licht wird immer heller und heller, immer strahlender und strahlender. Gut so!

Stellen Sie sich vor, dass Sie zu dritt wieder zum heutigen Tag zurückschweben, durch die Tür gehen oder schweben und wieder am Startpunkt angelangt sind. Nehmen Sie sich einen Augenblick Zeit, damit das höhere Selbst und Ihr Engel all Ihre Fragen beantworten können. Lassen Sie Ihren Vater alles andere klären, was er zu klären hat, und sagen Sie ihm alles Sonstige, was Sie ihm mitteilen wollen.

Stellen Sie sich, wenn alle damit fertig sind, vor, dass Ihr Vater wieder zur Tür hinausschwebt, aus der er gekommen ist. Bedanken Sie sich bei Ihrem Engel erneut für seine Unterstützung und nehmen Sie die bedingungslose Liebe wahr, die der Engel für Sie empfindet, während er wegschwebt. Wenden Sie Ihre Aufmerksamkeit nun der Tür zu, durch die Sie gekommen sind, und gehen Sie zur Tür hinaus zurück an den Ort, von dem aus Sie losgegangen sind. In dem Augenblick, in dem ich von drei rückwärts gezählt habe, kommen Sie wieder im Raum an. Drei – geerdet und im inneren Gleichgewicht, zwei – Sie verarbeiten die Informationen heute Nacht in Ihren Träumen, um morgen früh völlig in diese neue Energie eingebunden zu sein, drei – Sie sind zurück!

***

Wie hat es sich angefühlt? Welche neuen Informationen haben Sie erhalten? Können Sie die Umstände aufgrund der Begegnung mit Ihrem leiblichen Vater nun besser akzeptieren? Haben Sie etwas Neues über sich gelernt oder hat sich Ihre Sichtweise durch diese Erfahrung verändert? Es kann nützlich sein, Ihre Gedanken und Gefühle niederzuschreiben. Vielleicht möchten Sie auch die neuen Informationen recherchieren, um noch mehr Erkenntnisse zu gewinnen.

Heilung der Vorfahren Ihres leiblichen Vaters

Als Nächstes werden Sie den Vorfahren Ihres leiblichen Vaters heilendes Licht schicken. Da Sie genetisch mit Ihrem biologischen Vater verwandt sind, kann das Senden von heilendem Licht an seine Vorfahren – die Ihnen im wahren Leben vielleicht völlig unbekannt sind – deutliche Veränderungen bewirken.

ÜBUNG

Sie sitzen auf Ihrem bequemen Platz, atmen, entspannen sich und schließen sanft die Augen. Mit jedem Atemzug entspannen Sie sich noch mehr. Lassen Sie das heilende weiße Licht von Kopf bis Fuß wandern, bis es aus Ihrem Herzen herausströmt und Sie mit einer goldenen Lichtkugel umgibt, die Sie heilt und schützt. Sehr gut.

Beachten Sie die vertraute Tür, durch die Sie schon so oft hindurchgegangen sind. Öffnen Sie nun die Tür und begeben Sie sich in den besonderen schützenden Raum, in dem Ihr Engel und Ihr leiblicher Vater schon auf Sie warten. Nehmen Sie wahr, wie glücklich das höhere Selbst Ihres leiblichen Vaters ist, Sie zu sehen. Nehmen Sie sich einen Moment Zeit, mit Ihrem Vater über alles zu reden, was er Ihnen mitteilen möchte, oder alle Fragen zu stellen, die Sie an ihn haben. Lassen Sie ihn anschließend wissen, dass Sie seinen Vorfahren eine Heilung zukommen lassen wollen. Fragen Sie ihn, welche Seite – die mütterliche oder die väterliche – seiner Ahnenreihe zu diesem Zeitpunkt am dringendsten Heilung braucht. Hören Sie seine Antwort. Vertrauen Sie auf das, was er Ihnen sagt.

Sie, Ihr leiblicher Vater und Ihr Engel bewegen sich nun auf eine andere Tür zu. Die Tür öffnet sich, und Sie schweben zu dritt hinaus und über einen prächtigen Sonnenstrahl, der ein Ereignis in der Vergangenheit darstellt, das einer Ihrer Vorfahren erlebt hat – ein Ereignis, das zum jetzigen Zeitpunkt am dringendsten geheilt werden muss. Nehmen Sie den Engel an die Hand, während Sie zu dritt zurück zu einer ganz frühen Zeit in der Vergangenheit Ihrer Vorfahren schweben. In dem Moment, in dem ich bis drei gezählt habe, werden Sie an diesem äußerst bedeutungsvollen Ereignis ankommen, das jetzt geheilt werden muss. Sind Sie bereit? Eins – Sie schweben in die Vergangenheit zurück, zwei – immer weiter und weiter zurück, und drei – Sie sind dort angekommen.

Schweben Sie über dem Geschehen. Welches Jahr haben wir (das Erste, was Ihnen spontan in den Sinn kommt)? Was geschieht dort gerade? Wer ist daran beteiligt und wie wirkt es sich auf alle Generationen der Familie aus? Achten Sie auf das, was Sie wahrnehmen. Vertrauen Sie darauf. Bitten Sie das höhere Selbst Ihres Vaters oder Ihren Engel um Erklärungen. Lassen Sie den Engel allen Beteiligten heilendes Licht schicken und nehmen Sie wahr, wie friedlich und neutral die Situation wird. Sehr gut. Lassen Sie zu, dass das heilende Licht jetzt auch Ihren leiblichen Vater erreicht, und nehmen Sie wahr, wie viel heller und strahlender er wird. Spüren Sie, wie das Licht durch die Fußsohlen in Ihre Zellen und den Körper eindringt. Das heilende Licht erweitert die Zellen und füllt jede Zelle mit Liebe und Licht. Es schickt Ihrem ganzen Körper Heilung und Frieden. Ausgezeichnet.

Schweben Sie nun mit dem Engel und Ihrem Vater zum heutigen Tag zurück, von jenem ganz frühen Zeitpunkt in der Geschichte Ihrer

Familie zurück bis heute, und lassen Sie heilendes Licht auf alle Familienmitglieder von damals bis heute einwirken und ihnen Besserung bringen. Beachten Sie, wie viel heller und strahlender alle wirken. Gut gemacht!

Schweben Sie mit Ihrem leiblichen Vater und dem Engel wieder durch die Tür in Ihren besonderen Heilraum. Sprechen Sie mit Ihrem Vater über alles, worüber Sie mehr Klarheit brauchen, bitten Sie Ihren Engel um mehr Details und lassen Sie sich genug Zeit dafür. Reden Sie so lange über die Dinge, bis Sie auf alle Fragen eine Antwort oder Klärung erhalten haben. Danken Sie Ihrem Engel für seine Hilfe, wenn Sie fertig sind, und bedanken Sie sich bei Ihrem leiblichen Vater für die Chance, auf einer so tiefen Ebene Heilung bewirken zu können. Nehmen Sie wahr, dass beide Ihnen ihre Liebe schicken, während sie wegschweben. Drehen Sie sich um und gehen oder schweben Sie wieder durch die Tür zu Ihrem Startpunkt.

Wenn ich von drei rückwärts gezählt habe, sind Sie wieder im Raum. Drei – geerdet und im inneren Gleichgewicht, zwei – Sie verarbeiten die Informationen heute Nacht in Ihren Träumen, so dass Sie morgen früh völlig in diese neue Energie eingebunden sind, eins – Sie sind wieder zurück!

***

Wie hat sich das angefühlt? Wem haben Sie Heilung geschickt und wie glauben Sie, wird es sich auf Ihr jetziges Leben auswirken? Konnten Sie dank der Heilung neue Kraft schöpfen? Was an dem Erlebnis hat Sie überrascht? Wie werden Sie es nutzen, um Ihre heutige Realität noch besser zu gestalten?

Frühere gemeinsame Leben mit dem Adoptivvater

Haben Sie sich je über die tiefe Beziehung zu Ihren Adoptiveltern Gedanken gemacht? Auch wenn sie Sie nicht zur Welt gebracht haben, ist die unglaubliche Liebe, die sie Ihrer Seele entgegenbringen müssen, da sie sich entschieden haben, Sie aufzuziehen und für Sie zu sorgen, nicht zu unterschätzen. Auf der anderen Seite trifft das bei Ihnen möglicherweise nicht zu. Es gibt Fälle, in denen Kinder von schrecklichen Eltern adoptiert werden, doch meistens besteht eine liebevolle Beziehung, die sich bildet, wenn sich Menschen ganz bewusst entscheiden, Sie in ihre

Familie aufzunehmen. Diese Verbindung ist nicht immer vorhanden, wenn man in eine Familie hineingeboren wird.

Auch wenn es in diesem Buch hauptsächlich um Blutsverwandte und deren energetische Verbindungen zu Ihrer Seele geht, hilft es immens, mehr über Ihre Adoptivfamilie zu erfahren, um genau zu verstehen, was Sie zusammengebracht hat. Bei der nächsten Übung untersuchen Sie die Verbindung, die Sie zu Ihrem Adoptivvater schon in früheren Leben hatten. Auch hier gibt es zu viele potenzielle Gründe, weshalb Sie nicht von Ihren leiblichen Eltern großgezogen wurden, um sie alle aufzulisten. Möglicherweise verstarben sie oder Ihr leiblicher Vater konnte aus diversen Gründen keine eigenen Kinder haben und entschied sich, sein Leben mit Ihnen zu teilen. Unabhängig von Ihren speziellen Umständen hoffe ich, dass die Reise Ihnen starke Erkenntnisse und Gefühle der Liebe und Wertschätzung der göttlichen Verbindung, die Sie beide zusammengeführt hat, vermitteln wird. Vielleicht besteht auch keine solche Verbindung. Dennoch stellen die meisten meiner Klienten fest, dass ihre Verbindung zu ihren Adoptiveltern aus einer früheren Zeit besteht. Noch mehr Erkenntnisse über solche Verbindungen bereichern die Beziehung in Zukunft.

ÜBUNG

Setzen Sie sich an Ihren besonderen Platz, schließen Sie die Augen und atmen Sie Liebe und Licht ein. Lassen Sie die Liebe und das Licht durch jede Körperzelle, von Kopf bis Fuß, fließen, im Wissen, dass Sie zu allen Zeiten von einem Schutzschild beschützt werden.

Nehmen Sie die Tür wahr, durch die Sie schon gegangen sind, und begeben Sie sich in Ihren besonderen Raum. Ihr Adoptivvater und Ihr Engel warten dort schon auf Sie, um Sie zu begrüßen. Danken Sie beiden für ihre heutige Anwesenheit und nehmen Sie sie an die Hand. Nun beginnen Sie alle zu schweben. Sie erheben sich vom Boden und schweben immer höher und höher durch die Decke bis hinauf in die Wolken. Sie nehmen wahr, dass Sie sich immer friedlicher fühlen, je höher Sie schweben.

Sie schweben weiter und merken, dass Sie wieder über den heutigen Tag hinwegfliegen. Blicken Sie in die Richtung Ihrer Vergangenheit und lassen Sie zu, dass Ihr Engel Sie und Ihren Adoptivvater zu einem wichtigen Zeitpunkt in Ihrer Vergangenheit bringt – zu dem ursprünglichen Ereignis, bei dem Ihre Seelen sich zum ersten Mal begegneten, oder zu einer Zeit, die am deutlichsten erklärt, warum Sie sich für ein Zusammensein in diesem Leben entschieden haben. Eins, zwei, drei – Sie sind da. Kommen Sie jetzt dort an und schweben Sie hinunter in das Ereignis. In welchem Jahr befinden Sie sich? Was geschieht dort gerade? Wie hat sich die Situation auf Ihre Verbindung im jetzigen Leben ausgewirkt? Sammeln Sie sämtliche notwendigen Informationen über dieses Ereignis, und wenn Sie damit fertig sind, dann erheben Sie sich wieder aus dem Ereignis heraus und schweben immer höher und höher. Sehr gut.

Was haben Sie und der Mann, der Sie großgezogen hat, als Seelen – möglicherweise in vielen gemeinsamen Lebenszeiten – gelernt? Wie erleben Sie das Gelernte heutzutage weiterhin? Gut gemacht! Nehmen Sie nun Ihren Vater und den Engel an die Hand und stellen Sie sich vor, wie Sie zu dritt auf den heutigen Tag zu schweben. Während Sie dies tun, schickt Ihr Engel allen Momenten in Ihrer Seelengeschichte zwischen dem sehr frühen Zeitpunkt und dem jetzigen Augenblick Liebe und Licht.

Sehen Sie, wie Sie wieder über den heutigen Tag schweben. Stellen Sie Ihrem Adoptivvater oder Ihrem Engel Fragen, um noch mehr Klarheit zu gewinnen. Sehr gut. Halten Sie sich nun an den Händen, während Sie zu dritt wieder durch die Wolken schweben und durch die Zimmerdecke des Raums, von dem aus Sie gestartet sind, hinuntergleiten.

Danken Sie Ihrem Adoptivvater für seine Liebe und das unglaubliche Geschenk, dabei gewesen zu sein. Womöglich will auch er sich bei Ihnen für alles, mit dem Sie sein Leben bereichert haben, bedanken. Fühlen Sie die starke Liebe, die Sie einander entgegenbringen. Seien Sie sich bewusst, dass Sie sich jederzeit hier wieder mit ihm treffen können, wenn Sie dazu das Bedürfnis haben. Danken Sie Ihrem heilenden Engel für seine heutige Unterstützung und sehen Sie zu, wie Ihr Vater und der Engel davonschweben.

Drehen Sie sich um und gehen Sie durch die Tür, von der aus Sie gekommen sind. Sie sind immer noch in liebendes Licht gehüllt, doch nun merken Sie, dass Sie sich strahlender und leichter als je zuvor fühlen. Im nächsten Augenblick werden Sie wach, erfrischt und sich besser als je zuvor fühlend in den Raum zurückkehren. Drei – geerdet und im inneren Gleichgewicht, zwei – Sie verarbeiten die Informationen heute Nacht in Ihren Träumen, so dass Sie morgen früh völlig in diese neue Energie eingebunden sind, eins – Sie sind wieder da!

***

Hat Ihnen die Reise gefallen? Wenn Sie diese Übung erneut ausprobieren wollen, um zu sehen, ob es zwischen Ihnen und Ihrem leiblichen Vater eine Verbindung in früheren Leben gab, müssen Sie nur dieselben Schritte durchlaufen, während Sie an Ihren leiblichen Vater denken. Auf jeder Reise können Sie mehr Erkenntnisse gewinnen. Haben Sie bemerkt, dass Sie mit jedem Besuch bei Ihren Verwandten heller und strahlender werden? Super gemacht!

Die Heilung der Vorfahren Ihres Adoptivvaters

Nach all der Heilung, die Sie Ihrer Adoptivmutter im letzten Kapitel zugutekommen ließen, ist es nur fair, das Gleiche für Ihren Adoptivvater zu tun. Der Gedanke, dass Leute ein fremdes Kind adoptieren, berührt mich noch heute. Es ist wahrlich etwas Besonderes und Göttliches, eine andere Seele so sehr zu lieben, dass man sie in seinem Haus aufnimmt. Wir wollen sehen, was geschieht, und wissen, ob wirksame Heilung tatsächlich stattfinden kann. Sind Sie dazu bereit?

ÜBUNG

Setzen Sie sich bequem hin, atmen Sie durch die Nase ein und durch den Mund aus. Schließen Sie die Augen und ruhen Sie sich aus. Hüllen Sie sich in heilendes Licht, in eine Decke aus reiner Liebe, während das Licht in jede einzelne Zelle Ihres Wesens dringt. Öffnen Sie die Tür und gehen oder schweben Sie in Ihren geschützten Raum.

Ihr Adoptivvater und Ihr Engel freuen sich, Sie zu sehen, und warten schon auf Sie. Fragen Sie Ihren Adoptivvater, welche Seite seiner Familie – die mütterliche oder die väterliche – zu diesem Zeitpunkt Heilung am nötigsten hat.

Nehmen Sie diese Information auf und ergreifen Sie ihre Hände, während Sie, Ihr Adoptivvater und der Engel zu der besonderen Tür gehen oder schweben, die zu einem früheren Ereignis eines Ihrer Vorfahren führt. Nehmen Sie den hellen Lichtstrahl unter sich wahr und machen

Sie sich bewusst, dass er das Leben Ihres Vorfahren darstellt. Sie schweben rasch zu dritt über die Vergangenheit hinweg zu einem ganz wichtigen Ereignis, etwas, das zum jetzigen Zeitpunkt Heilung am nötigsten hat. Eins – Sie schweben immer weiter hinaus, zwei – immer weiter und weiter zurück, und drei – Sie sind da. Schweben Sie über dem Ereignis. Wo befinden Sie sich? In welchem Jahr? Wer ist der Vorfahre, der Ihre Hilfe braucht? Wie wirkt sich dieses Ereignis auf die Familie Ihres Adoptivvaters aus? In welcher Hinsicht können Sie das Leben Ihres Adoptivvaters durch die Heilung verbessern? Lassen Sie sich Zeit. Achten Sie auf das, was Sie mitbekommen. Bitten Sie Ihren Adoptivvater um Klärung.

Ihr Engel schickt allen an der Situation Beteiligten einen leuchtenden Strahl aus Liebe und Licht. Das Licht reicht in die Vergangenheit und die Zukunft; es berührt alle Familienmitglieder aller Zeiten. Schweben Sie zurück zum Raum, während Ihr Engel allen Ereignissen und Menschen zwischen damals und heute weiterhin Liebe und Heilung schickt. Nehmen Sie wahr, dass Ihr Adoptivvater immer leichter, immer strahlender wird, je mehr Sie sich Ihrem heiligen Raum nähern. Nun werden auch Sie immer leichter und strahlender. Sehr schön.

Sie kommen zu dritt wieder an der Tür an und schweben durch sie hindurch. Sie sind wieder zurück in Ihrem Raum. Sprechen Sie über alles Wichtige. Erhalten Sie noch mehr Klarheit und stellen Sie Fragen. Stellen Sie sich vor, wie sich Ihr Vater für Ihre Unterstützung bei der Heilung bedankt. Danken Sie Ihrem Adoptivvater und dem Engel für die Einblicke, die sie Ihnen gewährt haben, und ihre Hilfe, während sie wegschweben.

Drehen Sie sich nun um und gehen Sie zur Tür hinaus. Sie stehen wieder an Ihrem Anfangspunkt. Wenn Sie im nächsten Moment wieder den Raum betreten, werden Sie sich völlig wach, erfrischt und wie neu fühlen. Drei – geerdet und im inneren Gleichgewicht, zwei – Sie verarbeiten die Informationen heute Nacht in Ihren Träumen, so dass Sie morgen früh völlig in diese neue Energie eingebunden sind, eins – Sie sind wieder zurück!

***

Welche neuen Erkenntnisse haben Sie gewonnen? Konnten Sie einen Bereich in der Ahnenreihe Ihres Adoptivvaters finden, der geheilt werden musste? Können Sie erkennen, wie sich seine neue, hellere Energie nicht nur auf ihn, sondern auch auf all Ihre anderen Verwandten auswirkt? Vergessen Sie nicht: Wenn er als Erstes die väterliche Seite seiner Vorfahren aufsuchen wollte, können Sie jederzeit zurückkehren und die mütterliche Seite seiner Verwandtschaft aufsuchen, um zu sehen, was Sie dort herausfinden. Notieren Sie sich alles Wesentliche. Sie haben Wundervolles geleistet, indem Sie Ihrer Adoptivfamilie Licht geschickt haben.

Zusammenfassung

Sie haben sich als Mensch weiterentwickelt, indem Sie Zugang zum Licht der Heilung gefunden und es an Ihre Familie weitergeleitet haben, egal, wo Sie herkommen. Ich bin stolz auf Sie, dass Sie dieses komplexe Thema näher beleuchtet haben, und hoffe, Sie werden noch viele Jahre lang davon profitieren.

Kapitel 7

Erfahrungen mit der Familienheilung

Dadurch, dass Sie an der Heilung Ihrer Mutter und Ihres Vaters gearbeitet haben, haben Sie vieles über sie erfahren, was Ihnen in Zukunft nutzen wird. Dieses Kapitel wird Ihnen noch mehr Verständnis vermitteln, indem es Ihnen helfen wird, an einer noch tieferen Heilung Ihrer engsten Verwandten und der gesamten Ahnenlinie zu arbeiten. Solche Prozesse können unglaubliche Ergebnisse und Erkenntnisse für Ihren gesamten Lebensweg bewirken. Machen Sie sich wie immer in Ihrem Tagebuch Notizen und vergessen Sie nicht, dass Heilung in Schichten verläuft. Also seien Sie nicht zu streng mit sich und wiederholen Sie die Übung so oft wie nötig.

Die Nabelschnur zu all Ihren Vorfahren zerschneiden

Die erste Übung gehört zu meinen absoluten Lieblingsübungen und beruht auf einer Familienübung, die H*o'oponopono* genannt wird – ein Prozess des Verzeihens der Hawaiianischen Kultur. Er basiert auf Ahnenverehrung und Hochachtung. Viele Religionen dieser Welt erkennen es als Tatsache an, dass die Anerkennung der Opfer, die unsere Vorfahren erbracht haben, der Schlüssel zu unserem eigenen Glück und Erfolg im Leben ist. Bestimmte Rituale und Akte der Güte gegenüber allen anderen müssen regelmäßig erbracht werden, damit sich das höhere Wohl entfalten kann.

Das Konzept des H*o'oponopono* ist zwar simpel, jedoch tiefgründig, da es jedes Familienmitglied als Teil des Ganzen sieht. Wenn eine Schraube im Getriebe nicht richtig funktioniert, geht gar nichts mehr. Dasselbe gilt auch für Menschen. Im alten Polynesien ließen alle das ruhen, was sie gerade taten, wenn ein Stammesmitglied krank wurde, und gingen zu einer wichtigen Familienversammlung, um die Ursache der Krankheit herauszufinden. Klingt das vertraut? Die Wurzeln der Probleme aufzudecken galt als der einzige Weg, um auf Dauer erfolgreich zu sein. Während der Versammlung gehen alle umher, sprechen über den Kranken und sehen, welche Probleme oder Ressentiments auftauchen. Der Grundgedanke dabei ist, dass man eine Krankheit nicht heilen kann, wenn man die Ursache der *Kränkung* nicht kennt. Da viele menschlichen Prozesse unbewusst ablaufen, kann es eine ganze Weile dauern, bis der wahre Grund gefunden wird. Unabhängig davon, wie lange es dauert, sitzt die Familie beisammen und spricht darüber, bis etwas Wesentliches an die Oberfläche steigt.

Nehmen wir mal an, jemand sei über den Kranken wütend, weil in der Vergangenheit irgendwas vorgefallen ist. Das H*o'oponopono*-Ritual forderte dann die Person auf, die die Untat begangen hatte, damit sie sich entschuldigte und ihr verziehen wurde. Die Bänder wurden zerschnitten, und auf der energetischen Ebene vergaben sie einander und erreichten einen Zustand der Gnade und Neutralität. Die Vorstellung, dass Gedanken Dinge sind und sich auf einen auswirken, stand immer im Mittelpunkt der Besprechung. Wenn jemand also Schlechtes über ein Familienmitglied dachte, glaubten sie ernsthaft, dass er den Betroffenen dadurch krank machen konnte. Und tatsächlich – sobald offen über die Gefühle gesprochen wurde, fühlte sich der Kranke besser und alle konnten wieder an die Arbeit gehen. Ist das nicht eine tolle Vorstellung? Ich wünschte, die Leute von heute würden sich mehr Zeit nehmen, darüber nachzudenken, welche Auswirkungen Gedanken und Handlungen auf andere haben. Freundlichkeit und eine positive Einstellung sind der Schlüssel. Ach, wie sehr ich mir wünsche, wir würden auch heute noch so miteinander umgehen! Was Sie in diesem Augenblick machen, indem Sie die Übungen im Buch durcharbeiten, ist ein Riesenschritt in diese Richtung.

Die nächste Übung ist meine Variante des uralten H*o'oponopono*-Prozesses. Bei dieser Übung laden wir alle Vorfahren und Verwandten zu einer Feier des Segnens und Verzeihens ein. Natürlich haben Sie diese Menschen nicht alle im wahren Leben kennengelernt, was keinen Unterschied macht. Auch bei dieser Übung müssen Sie wieder Ihre Fantasie anwenden und die Seelen dieser Menschen einladen, energetisch zu erscheinen, um Segen und Heilung entgegenzunehmen.

Interessant an diesem Prozess ist, dass Sie danach möglicherweise Veränderungen in der realen Welt erkennen werden. Vielleicht ruft ein entfernter Cousin Sie urplötzlich an, oder es meldet sich ein Verwandter, mit dem Sie zerstritten sind und der sich nun mit Ihnen versöhnen will. Es ist wirklich erstaunlich, was alles passieren kann, wenn Sie Ihre Seele aufmachen und das heilende Licht der Gnade, des Mitgefühls und der Vergebung weiterreichen.

ÜBUNG

Suchen Sie Ihren bequemen Lieblingsplatz auf, setzen Sie sich und schließen Sie die Augen. Spüren Sie, wie das liebevolle weiße Licht, das Ihnen schon vertraut ist, von oben durch Ihren Kopf strömt, in den Hals und die Schultern, dann in die Arme und Handgelenke, die Hände und Fingerspitzen fließt. Nehmen Sie wahr, wie das Licht Ihr Rückgrat entlang und ins Herz, den Magen und die Lunge strömt, während es bis zur Wurzel des Rückgrats hinunterwandert und sich in Ihre Beine, Knie, Knöchel und schließlich Fußsohlen ausdehnt. Lassen Sie den Lichtfluss immer stärker werden, so dass das Licht wie ein Wasserfall durch Sie hindurchfließt, alle Anspannungen und Sorgen wegschwemmt und sie aus den Fußsohlen in die Erde strömen lässt, wo sie zu einem heilenden Licht für unseren Planeten werden können. Sehr gut.

Das Licht wird nun so hell, dass es aus Ihrem Herzen fließt und eine prächtige goldene Kugel aus heilendem Licht bildet, die Sie auf allen Seiten in einem Abstand von ca. einem Meter einhüllt. Fühlen Sie, wie Sie in diesem Licht schweben, im Wissen, dass nur das durchdringen kann, was Ihrem höchsten Wohl dient.

Nehmen Sie die Tür wahr, die vor Ihnen liegt. Es kann eine Tür sein, durch die Sie schon mal gegangen sind, oder auch eine neue Tür. Öffnen Sie nun die Tür und betreten Sie Ihren wunderschönen Raum. Dieser Raum ist Ihr sicherer Ort, an dem Sie sich vollkommen entspannt fühlen. Beachten Sie beim Eintreten, dass Ihr Engel oder Geistführer schon auf Sie wartet. Begrüßen Sie ihn und nehmen Sie wahr, wie sehr er sich freut, Sie zu sehen.

Sie sehen sich im Raum um und nehmen eine Tür in der anderen Wand wahr, durch die Sie noch nie gegangen sind. Gehen oder schweben Sie nun auf diese Tür zu, öffnen Sie sie und stellen Sie sich vor, dass Sie und Ihr heilender Engelsführer hineingehen oder -schweben können. Während Sie die Umgebung wahrnehmen, erkennen Sie, dass sie wie ein großes Theater aussieht. Sie blicken nach unten und entdecken dort eine Bühne. Suchen Sie sich einen bequemen Platz auf der Tribüne. Setzen Sie sich. Entspannen Sie sich. Stellen Sie sich vor, dass Sie an diesem besonderen Ort völlig entspannt sein können und dass Ihr Engel neben Ihnen sitzt.

Bitten Sie, während Sie auf die Bühne hinunterschauen, alle Verwandten auf beiden Seiten der Familie, auf die Bühne zu gehen. Die Bühne ist unendlich groß, so dass alle bequem Platz darauf haben. Sehr gut.

Fordern Sie erst Ihre Eltern, dann Ihre Geschwister, Tanten, Onkel, Cousins und Cousinen, Großeltern, entfernte Verwandte und Cousins zweiten Grades auf. Sie sehen zu, wie jede dieser Seelen die Bühne betritt. Holen Sie jedes einzelne Familienmitglied früherer Generationen nun auf die Bühne. Nehmen Sie wahr, dass Ihre Vorfahren von vor vielen Jahrzehnten, Jahrhunderten und gar Jahrtausenden vortreten. Sie sind alle gekommen, um Sie zu sehen.

Nehmen Sie sich die Zeit, alle Seelen hervortreten zu lassen. Laden Sie, falls Sie wissen, dass Ihre Familie aus bestimmten Teilen der Welt kommt, Ahnen aus diesen Gebieten dazu ein. Sie tauchen nun rasch auf; alle möchten Sie heute sehen. Heißen Sie sie willkommen.

In dem Augenblick, in dem ich bis drei gezählt habe, stehen all Ihre Vorfahren auf der Bühne. Sind Sie bereit? Eins – sie tauchen noch aus der Vergangenheit auf. Zwei – immer mehr entfernte Verwandte kommen und passen bequem auf die heilige Bühne. Machen Sie weiter, begrüßen Sie jede Seele; das höhere Selbst all Ihrer Vorfahren taucht schwebend vor Ihnen auf. Drei – sie sind alle versammelt.

Nehmen Sie sich die Zeit, jeden Einzelnen anzusehen, während Sie von Ihrem Sitzplatz aus auf die Bühne blicken. Fühlen Sie die enorme Dankbarkeit gegenüber allen Vorfahren, die vor Ihnen gelebt haben. Schicken Sie allen heilendes Licht und Segen und stellen Sie sich vor, dass sie diese Liebe zu Ihnen zurückschicken. Ausgezeichnet!

Fragen Sie nun die Vorfahren, ob es unter ihnen jemanden gibt, der zu diesem Zeitpunkt Extraheilung benötigt. Wenn ja, dann stellen Sie sich vor, dass sie auf der Bühne vortreten können. Achten Sie darauf, wer nach vorne kommt, und stellen Sie sich vor, dass sie Ihnen entweder verbal oder durch Zeigen mitteilen können, weshalb sie jetzt besonders viel Heilung brauchen. Nehmen Sie ihre Antwort jetzt wahr. Lassen

Sie zu, dass Ihr Engel diesen Seelen ein helles weißes heilendes Licht sendet. Lassen Sie das Licht über die Vorfahren fließen und alle Schmerzen oder psychischen Probleme wegschwemmen. Sehr gut. Stellen Sie sich nun vor, wie sich das Licht über die Vorfahren hinaus erstreckt und sich über Ihre ganze Familie ergießt – jeder einzelne Verwandte vom Anfang aller Zeiten bis heute empfängt dieses besondere heilende Licht. Achten Sie darauf, wie viel leichter und strahlender sie nun wirken und sich als Ergebnis der neuen Heilenergie fühlen. Sehr gut.

Nun sollen Sie sich vorstellen, Sie würden ein energetisches Band sehen, das aus Ihrem Bauch/Solarplexus herausragt und Sie mit allen Menschen auf der Bühne verbindet. Stellen Sie sich vor, wie es sich in Hunderte, wenn nicht gar Tausende von winzigen Lichtbändern ausfächert, wobei jedes Band Sie mit einem Familienmitglied verknüpft.

Lassen Sie Ihren Heilengel eine goldene Riesenschere hervorzaubern. In dem Moment, in dem ich bis drei gezählt habe, wird Ihr Engel all diese Bänder zerschneiden und Sie somit von den früheren Einflüssen Ihrer Familie loslösen, während gleichzeitig ihre Energie an sie zurückgegeben wird und alle Anwesenden liebevolle Heilenergie empfangen. Sind Sie bereit? Eins, zwei, drei – Ihr Engel zerschneidet jetzt das Band. Achten Sie darauf, dass während des Durchtrennens des Bands ein prächtiges Licht von oben herabfällt und über Sie und alle anderen auf der Bühne strömt. Alle Vorfahren erhalten Ihren Segen. Sie werden immer leichter und leichter, immer heller und heller. Ausgezeichnet.

Spüren Sie nun, wie das heilende Licht in Ihren Bauch fließt. Es strömt in Ihr Herz und den Kopf, die Arme und Hände und fließt hinunter in Ihre Beine und Füße. Das Licht fließt in jede einzelne Körperzelle Ihres Wesens. Ihre Zellen werden immer leichter und leichter, heller und heller. Sie fühlen sich besser als je zuvor, und auch Ihre Vorfahren werden so leicht und strahlend hell, dass sie sich von der Bühne erheben und wegschweben. Sie fühlen sich geheilt, entspannt und besser als je zuvor. Alle Ahnen vom Anfang aller Zeiten bis heute sind von einem neuen friedlichen Gefühl erfüllt.

Stehen Sie auf, wenn Sie so weit sind, und stellen Sie sich vor, wie Sie und Ihr Engel das Theater verlassen und zurück zur Tür gehen, durch die Sie hereingekommen sind. Sie sind jetzt wieder in dem wunderschönen Raum, von dem aus Sie gestartet sind. Danken Sie Ihrem Heilengel für seine heutige Unterstützung. Stellen Sie sich vor, dass Ihr Engel Ihnen unglaublich viel Liebe und Licht schickt und dann wegschwebt. Machen Sie sich bewusst, dass Sie jederzeit hierher zurückkehren und Ihrem Engel wiederbegegnen können.

Wenn Sie bereit sind und sich leichter und besser als vorher fühlen, dann gehen oder schweben Sie nun durch die Tür, durch die Sie anfangs gekommen sind. Kehren Sie in den Raum zurück, von dem aus Sie gestartet sind. In dem Augenblick, in dem ich von fünf rückwärts gezählt habe, sind Sie wieder da und fühlen sich besser als je zuvor. Fünf – geerdet und im inneren Gleichgewicht, vier – Sie integrieren und verarbeiten die Informationen heute Nacht in Ihren Träumen, so dass Sie morgen früh völlig in diese neue Energie eingebunden sind, drei – Sie sind bei allem, was Sie tun, sicher, zwei – Sie fühlen sich leichter als je zuvor und sind von Frieden, Freude und Selbstvertrauen erfüllt, und eins – Sie sind wieder zurück!

***

Sie haben es geschafft! Ich kann gar nicht betonen, wie wundervoll ich diesen Prozess finde! Sie können jederzeit andere Varianten ausprobieren, je nachdem, wen Sie auf die Bühne einladen. Wenn Sie Ihren Vorfahren das heilende Licht des Mitgefühls zuteilwerden lassen, kann zweifellos Erstaunliches passieren! Machen Sie sich in Ihrem Tagebuch ein paar Notizen über alles Interessante, was Sie gesehen, gehört oder erlebt haben, und achten Sie vor allem in den nächsten Wochen auf Ihr reales Leben. Hören Sie plötzlich von einem längst verschollenen Verwandten? Spüren Sie eine wachsende Ruhe und Gelassenheit in Ihrer eigenen Familie? Alles Mögliche kann geschehen! Das Zerschneiden von Bändern hat einen unglaublichen Nutzen, von dem Sie noch viele Jahre profitieren können.

Seelenrückholung mit Ihren Eltern

Die Seelenrückholung gehört zu den wirksamsten Heilmethoden, die Sie anwenden können, um widersprüchliche Strömungen in Ihrer Seele aufzulösen. Dabei holen Sie die Teile von sich zurück, die verlorengegangen sind, und geben ungewollte Bürden zurück, die Sie für andere mit sich herumgetragen haben und die Sie nicht länger betreffen.

Wenn ich über das Zurückholen oder Zurückgeben spreche, können dies physische Dinge, wie zum Beispiel Gegenstände, sein oder auch das, was ich »Eigenschaften« nenne, wie beispielsweise Mut, Stärke und Macht. Sie können auch emotionale Eigenschaften oder Gefühle wie zum Beispiel Liebe austauschen, indem Sie sie entweder zurückholen oder zurückgeben.

Der wichtigste Aspekt der Seelenrückholung ist, offen dafür zu sein und zu sehen, was hochkommt. Da wir in den beiden letzten Kapiteln an Ihrer Mutter und Ihrem Vater gearbeitet haben, treffen Sie sich bei der nächsten Übung mit beiden Elternteilen, um zu sehen, was sie entweder zurücknehmen oder Ihnen zurückgeben müssen. Sie können auch in Ihr höheres Selbst hineinhorchen, um herauszufinden, was Sie zurückgeben müssen, da es Ihnen oder Ihrer jetzigen Lebensreise und Seelenmission nicht länger dient.

Ich kann gar nicht genug betonen, wie wirkungsvoll diese Übung sein kann. Bei meiner ersten Seelenrückholung bekam ich ein Stück meines Herzens zurück, was meine körperliche Gesundheit deutlich verbesserte. Lassen Sie uns herausfinden, was dabei für Sie herausspringt.

ÜBUNG

Machen Sie es sich wie immer an Ihrem sicheren, stillen Platz bequem, schließen Sie die Augen und beginnen Sie bewusst zu atmen. Lassen Sie ein heilendes Licht von Kopf bis zu den Zehenspitzen durch Ihren Körper strömen. Spüren Sie, wie das liebevolle Licht durch Ihr Rückgrat fließt, durch Ihre Beine und Füße, und nehmen Sie wahr, dass es nun eine heilende goldene Lichtkugel formt, in der Sie schweben können. Sehr schön. Nehmen Sie wahr, wie entspannt Sie sich fühlen, während Sie in dem schützenden Licht schweben, im Wissen, dass nur das eindringen kann, was Ihrem höchsten Wohl dient.

Finden Sie nun die vertraute Tür und öffnen Sie sie. Betreten Sie den Raum. Es kann ein Raum sein, in dem Sie schon einmal waren, es kann auch Ihr besonderer Ort sein oder ein neuer Raum. Seien Sie sich auf alle Fälle bewusst, dass Sie in diesem Raum sicher und geborgen sind und dass hier alles gut ist. Nehmen Sie wahr, dass auf der anderen Seite des Raums eine zweite Tür ist und dass Ihre Eltern jetzt durch diese Tür hereinkommen. Begrüßen Sie sie und achten Sie darauf, wie entspannt sie nun wirken, nachdem Sie so viel individuelle Heilung mit ihnen durchgeführt haben. Sie freuen sich, Sie zu sehen. Fühlen Sie die bedingungslose Liebe, die sie für Sie empfinden. Gut gemacht!

Wenden Sie sich zuerst an Ihre Mutter. Stellen Sie sich vor, Sie könnten sie fragen, ob sie irgendwas hat, was Ihnen gehört. Wenn ja, dann bringen Sie sie dazu, es Ihnen auf den Handflächen hinzuhalten. Stellen Sie sich vor, dass Sie es jetzt erkennen können. Ist es ein Gegenstand? Wenn ja, welcher? Oder ist es eine Energie, wie beispielsweise Liebe, Mut, Vertrauen oder eine andere Eigenschaft? Achten Sie auf das, was Sie wahrnehmen und fühlen. Wenn Ihre Mutter Ihnen etwas über das, was sie Ihnen zurückgeben wird, zu sagen hat, dann lassen Sie sie jetzt sprechen. Hören Sie gut zu. Nehmen Sie sich alle Zeit, die Sie brauchen.

In dem Augenblick, in dem ich bis drei gezählt habe, werden Sie das, was Ihre Mutter für Sie hat, entgegennehmen. Sind Sie bereit? Eins, zwei, drei – Sie nehmen es an sich und legen es direkt in Ihr Herz. Stellen Sie sich vor, wie es in Ihr Herz strömt, hinunter in den Magen und durch die Lunge in die Beine und Füße. Dann fließt es hinauf in Ihren Hals und die Schultern, die Arme und Hände bis in Ihren Geist. Nehmen Sie wahr, wie das heilende Licht wieder von oben in Ihren Kopf eindringt und Ihnen hilft, die Energie dessen, was Ihre Mutter Ihnen heute gegeben hat, völlig zu absorbieren. Das heilende Licht wird immer heller und heller, immer leichter und leichter, und Sie fühlen sich besser als zuvor. Sehr gut.

Stellen Sie sich nun vor, in sich hineinzuschauen und zu prüfen, ob Sie irgendwas haben, was Ihrer Mutter gehört. Das könnte Liebe oder auch etwas anderes sein. Schuldgefühle? Mut? Angst? Vielleicht ist es auch ein Gegenstand. Seien Sie für alles offen, was Ihnen in den Sinn kommt. Was auch immer es ist – legen Sie es auf Ihre Handflächen, nehmen Sie es zur Kenntnis und lassen Sie Ihre Mutter wissen, warum Sie es nicht mehr brauchen. Vielleicht hat es Ihnen nie gehört oder hat seinen Zweck erfüllt. Vielleicht schicken Sie ihr auch nur Liebe. Nehmen Sie es auf jeden Fall zur Kenntnis und sagen Sie ihr, was es ist und warum sie es zum jetzigen Zeitpunkt zurückbekommt.

In dem Moment, in dem ich bis drei gezählt habe, überreichen Sie Ihrer Mutter das, was Sie ihr geben sollen, und sie wird es bereitwillig zurücknehmen. Eins, zwei, drei – Sie überreichen es und sehen zu, wie

Ihre Mutter die Energie direkt in ihr Herz holt. Beachten Sie, dass sie dabei immer leichter und leichter, immer heller und heller wird. Sehr gut. Achten Sie darauf, wie viel leichter Sie sich nun, da Sie nicht mehr daran festhalten, fühlen. Lassen Sie zu, dass das Licht Sie beide weiterhin heilt.

Wenden Sie sich nun Ihrem Vater zu und tun Sie das Gleiche mit ihm. Fragen Sie ihn, ob er etwas hat, was Ihnen gehört. Wenn ja, dann stellen Sie sich vor, dass er es sich auf die Hände legen kann. Nehmen Sie zur Kenntnis, was Ihr Vater für Sie hat, und wenn Sie mögen, können Sie sich die Zeit nehmen, mit dem Vater darüber zu sprechen und ihn erklären lassen, warum er es Ihnen zum jetzigen Zeitpunkt zurückgibt. Nehmen Sie es entgegen, wenn Sie dazu bereit sind. Bei drei nehmen Sie es zurück. Eins, zwei, drei – Sie nehmen es ihm ab und führen es sich ins Herz hinein. Lassen Sie das heilende Licht von oben in Ihren Kopf und Ihr Herz strömen und Sie dabei unterstützen, während Sie die neue Energie in jede Körperzelle eindringen lassen. Sie werden immer leichter und leichter, immer heller und heller.

Schauen Sie nun in Ihr Inneres. Haben Sie irgendetwas, was Ihrem Vater gehört? Ja oder nein? Wenn nicht, ist das auch in Ordnung, aber wenn ja, dann legen Sie es auf Ihre Handflächen. Es kann etwas so Schlichtes sein wie zum Beispiel Liebe; möglicherweise ist es auch ein Gegenstand oder eine Eigenschaft wie beispielsweise Stärke oder Mut. Erklären Sie es ihm, was auch immer es ist. Halten Sie es ihm auf den Handflächen hin, und wenn ich bis drei gezählt habe, nimmt Ihr Vater es Ihnen ab. Sind Sie bereit? Eins, zwei, drei – er nimmt es wieder an sich. Dabei fließt das heilende Licht durch Sie beide hindurch, macht Sie beide heller und strahlender und bringt Sie beide in einen ganz neuen Zustand des Friedens, der Harmonie und des Bewusstseins. Gut gemacht. Sie sind so viel heller als vorher. Stellen Sie sich vor, dass Sie dieses neue energiespendende Licht erleben können, während Sie das loslassen, was Sie nicht länger brauchen, und dass Sie von Ihrem Vater etwas Besonderes erhalten haben.

Achten Sie darauf, dass das heilende Licht die ganze Familie überflutet. Ihre Eltern und Sie werden immer heller und strahlender, und alle in Ihrer ganzen Familie fühlen sich dank der neuen Energie, die Sie empfangen haben, besser. Danken Sie Ihren Eltern dafür, dass sie heute bei diesem Vorgang dabei waren, und wenn Sie so weit sind, dann sehen Sie zu, wie sie wieder durch die Türöffnung gehen, aus der sie gekommen sind. Nehmen Sie alle Energie, die Sie brauchen, um sich erfrischt zu fühlen, und gehen Sie zur Tür hinaus, durch die Sie hereingekommen sind.

Sie sind wieder an Ihrem Ausgangspunkt. Wenn ich von drei rückwärts gezählt habe, fühlen Sie sich besser als je zuvor. Drei – geerdet und im inneren Gleichgewicht, zwei – Sie verarbeiten die Erkenntnisse heute Nacht in Ihren Träumen, so dass Sie morgen früh völlig in diese neue Energie eingebunden sind, eins – Sie sind wieder da!

***

Wie war es? Konnten Sie die Dinge deutlich erkennen? Konnten Sie sie sehen oder haben Ihre Eltern Ihnen davon erzählt? Was haben Sie losgelassen? Was haben Ihre Eltern Ihnen zurückgegeben? Hat es Sie überrascht? Wie kann sich die Familiendynamik durch diese Heilung verändern? Haben Sie etwas zurückbekommen, das Sie schon mal gesehen oder an das Sie schon mal gedacht haben? Machen Sie sich im Tagebuch Notizen, um noch mehr Klarheit zu bekommen. Ich habe schon von Fällen gehört, bei denen zurückgegebene Gegenstände tatsächlich Erbstücke waren, wie Verwandte später bestätigt haben. Wer weiß – vielleicht können Sie später die Bestätigung für gewisse Details erhalten, wenn Sie mit Ihren Eltern sprechen oder noch mehr Nachforschungen betreiben. Es gibt Wunder, also seien Sie offen für allen Segen, den das Universum für Sie und Ihre Familie bereithält.

Das Auflösen eines Familienfluchs

Weiter vorne im Buch haben Sie über mehrere Klienten gelesen, die überzeugt waren, unter einem Familienfluch zu leiden. Für Menschen, die an einen Fluch glauben, ist es egal, ob man selbst oder andere Menschen Flüche für real halten oder nicht. Leute, die glauben, sie seien verflucht, können leicht psychisch verwirrt werden. Eine solche Überzeugung aufzudecken ist mitunter schwierig. Wenn Ihre exzentrische Tante in Ihrer Kindheit nebenbei einen schrecklichen Familienfluch erwähnte, von dem Sie glauben, ihn nicht mehr ernst zu nehmen, kann der Gedanke auf der unbewussten Ebene noch vorhanden sein und in Ihrem Leben unerwünschtes Chaos verursachen. Falls dies bei Ihnen der Fall ist, ist die nächste Reise möglicherweise eine interessante

Übung. Wenn es Sie nicht betrifft, kann die Reise Ihnen eine weitere Bestätigung liefern, dass Sie *nicht* unter einem Fluch leiden.

Theoretisch haben Sie in den vorausgehenden Übungen vielleicht schon ein paar Informationen darüber aufgedeckt, aber bei der nächsten Übung treffen Sie sich mit Ihren Eltern und fragen sie, ob in ihrer Ahnenreihe womöglich ein Fluch bekannt ist. Sie können die Übung jederzeit mit einem Elternteil wiederholen. Ich hoffe, sie bringt Heilung, Erkenntnisse und Lösungen.

ÜBUNG

Sie sitzen oder liegen an oder auf Ihrem besonderen Platz. Atmen Sie bewusst und schließen Sie die Augen. Fühlen Sie, wie das heilende Licht durch Ihren Körper fließt und Sie in Form einer schützenden Kugel umhüllt. Seien Sie sich bewusst, dass nur das, was Ihrem höchsten Wohl dient, dieses liebevolle Licht durchdringen kann. Gehen Sie durch die Tür in Ihren besonderen Raum. Achten Sie darauf, dass Ihre Eltern dort schon auf Sie warten. Begrüßen Sie sie. Nehmen Sie zur Kenntnis, wie sehr sie sich freuen, Sie zu sehen. Sehr gut.

Sie haben sich hier versammelt, um über eine wichtige Frage zu sprechen. Fragen Sie sie also beide: »Gibt es bei einem von euch im Stammbaum einen Fluch, der sich auf unser jetziges Leben auswirkt? Ja oder nein?«

Warten Sie ihre Antwort ab. Achten Sie auf die erste Antwort, die Ihnen in den Sinn kommt. Wenn beide Nein sagen, dann unterhalten Sie sich mit ihnen über alles Wichtige, worüber Sie sprechen wollen, und beenden Sie dann diese Reise. Wenn ein Elternteil Ja sagt, dann stellen Sie sich vor, dass der andere Elternteil sich hinsetzt. Gehen Sie mit dem Elternteil, der an einen Fluch in seinem Stammbaum glaubt, zu der Tür, die Sie wahrnehmen. Sie öffnet sich, und Sie und Ihr Elternteil schweben hinaus ins Universum, über die Zeit hinweg. Fliegen Sie mit Leichtigkeit über die Leben Ihrer Vorfahren bis hin zum Ursprungsereignis, dem ersten Vorkommnis in einer Reihe von Ereignissen, bei dem der Fluch begann. Wenn ich bis drei gezählt habe, sind Sie dort. Eins – Sie schweben in die Vergangenheit zurück, zwei – immer weiter und weiter zurück, und drei – Sie sind da. Kommen Sie jetzt dort an. Stellen Sie sich vor, dass Sie von einer Lichtkugel umgeben sind und in die Ereignisse hineinschweben können. Achten Sie auf das, was dort geschieht.

In welchem Jahr befinden Sie sich? Welche Zahl fällt Ihnen spontan ein? Wo sind Sie? Wer ist an dem Fluch beteiligt und wie fing alles an? Können Sie, falls Ihr Vorfahre einem anderen Unrecht getan hat, mit dem oder den anderen Menschen, dem oder denen Schaden zugefügt wurde, sprechen und sich für ihn entschuldigen? Finden Sie heraus, ob der oder die anderen für Ihre Entschuldigung offen sind, oder stellen Sie sich vor, dass Ihr Vorfahre sein aufrichtiges Bedauern zum Ausdruck bringt und fragt, wie er das Unrecht wiedergutmachen kann.

Lassen Sie sich Zeit und achten Sie auf alles, was Sie wahrnehmen. Stellen Sie sich vor, dass Sie während der Unterhaltung allen Beteiligten bedingungslose Liebe und Licht senden können. Finden Sie mit Leichtigkeit heraus, was die anderen Parteien womöglich brauchen, um Sie und Ihre Familie von der Energie zu befreien, und machen Sie sich bewusst, dass Sie mit dem höheren Selbst aller Beteiligten sprechen. Stellen Sie sich vor, dass alle auf der Seelenebene offen und bereit sind, die Energie freizusetzen. Tun Sie das jetzt. Nehmen Sie das helle heilende Licht wahr, das von oben herunterfließt und Sie alle überflutet. Es löst die Fesseln der Vergangenheit. Sie und Ihr Elternteil werden immer leichter und leichter, immer heller und heller, und Sie erheben sich von den Ereignissen und schweben rasch zurück zum heutigen Tag, doch nur so schnell, dass alle Ereignisse zwischen diesem frühen Zeitpunkt und heute geheilt werden. Beachten Sie weiterhin das heilende Licht, bis Sie wieder an der Tür ankommen, durch die Sie geschwebt sind. Gehen Sie nun wieder durch die Tür zurück in den Raum, von dem aus Sie gestartet sind. Sie fühlen sich leichter, strahlender und besser als vorher.

Danken Sie Ihrem Elternteil für seine heutige Unterstützung und stellen Sie sich vor, wie dankbar Ihre Eltern Ihnen für Ihre großartige Hilfe sind. Nehmen Sie wahr, wie viel leichter und heller Sie alle nun sind und wie viel besser Sie sich im Licht dieser Heilung fühlen. Verabschieden Sie sich von beiden Eltern im Wissen, dass Sie sie jederzeit hier treffen können, wann immer Ihnen danach ist. Spüren Sie die bedingungslose Liebe, die sie für Sie empfinden, während Sie wieder zur Tür hinausschweben, aus der Sie gekommen sind, immer noch von der schützenden Lichtkugel umgeben. In dem Augenblick, in dem ich von drei rückwärts gezählt habe, sind Sie wieder da. Sie fühlen sich wach, erfrischt und besser als je zuvor.

Drei – Sie verarbeiten die Erkenntnisse heute Nacht in Ihren Träumen, so dass die neue Energie morgen früh von Dauer sein wird und Sie sich leichter als je zuvor fühlen werden, zwei – geerdet und im inneren Gleichgewicht, eins – Sie sind wieder da!

***

Konnten Sie einen Fluch aus der Vergangenheit auflösen? Wenn ja: Auf welcher Seite Ihrer Familie? Was war seine Ursache? Womöglich sollten Sie sich ein paar Notizen machen. Falls einer Ihrer Vorfahren einem anderen Unrecht getan hat, der ihn dafür verflucht hat – konnten Sie die früheren Untaten Ihres Vorfahren aufklären und wiedergutmachen? Wenn ja, wie? Mit was für Problemen hatten Sie und Ihre eigene Familie infolge des Fluchs zu kämpfen? Glauben Sie, dass Sie jetzt, da vermutlich alles verziehen ist, im Leben weiterkommen werden? In welcher Hinsicht?

Achten Sie auf die kleinen Dinge, die in den nächsten Tagen, Wochen und Monaten geschehen. Versuchen Sie, darauf zu achten, ob die Heilarbeit greifbare Veränderungen zum Besseren bewirkt hat.

Das Treffen mit einem Vorfahren

Die nächste Übung macht sehr viel Spaß. Ich bin eine große Verfechterin der Arbeit mit Geistführern, Engeln und Helfern – darunter auch Freunden, die übergegangen sind und einem in vielen Alltagsangelegenheiten unter die Arme greifen können. Was wäre, wenn Sie jetzt, da Sie mit noch mehr Informationen über Ihre Ahnenlinie bewaffnet sind, Ihre Vorfahren zu sich rufen könnten, um Ihnen bei bestimmten Aufgaben zu helfen oder Ihnen mit ihrer Weisheit in Zukunft zu helfen? Bei der nächsten Übung bekommen Sie die Gelegenheit dazu.

Wenn Sie auf Ancestry.de Ahnenforschung betreiben und einen bestimmten Vorfahren im Sinn haben, der zu Ihrem Stammbaum gehört, ist das von Vorteil. Sie könnten die Reise auch dazu nutzen, mit einem Vorfahren in Verbindung zu treten, der bei einer früheren Session aufgetaucht ist. Oder alles durchdringen lassen, was Ihrem höchsten Wohl dient, und sich überraschen lassen, wer sich zeigt. In jedem Fall werden Sie ihn nach seinen Erkenntnissen fragen. Wenn Sie die Informationen erhalten haben, sollten Sie sich das Beste heraussuchen und den Rest ignorieren, da sein Rat nur so gut ist, wie er in seinem Leben war. Vor vielen Jahren sagte ein Hellseher etwas Ähnliches über die Kontaktaufnahme zu den Seelen Verstorbener: Wahrscheinlich tragen sie dieselben Weisheiten mit sich herum wie in ihrem Leben. Trotzdem macht die Übung Spaß. Bleiben Sie also gelassen. Eine gute Reise!

ÜBUNG

Sitzen Sie ruhig da, atmen Sie bewusst ein und schließen Sie die Augen. Entspannen Sie sich völlig, während das heilende Licht in jede Körperzelle dringt und ein Schutzschild um Sie herum bildet. Seien Sie sich bewusst, dass nur das durchdringen kann, was Ihrem höchsten Wohl dient. Gehen Sie durch die Tür und beachten Sie, dass Ihr sicherer Raum sich verändert, bis Sie sich in einer ganz neuen Umgebung in einer anderen Zeit und an einem anderen Ort, der Ihrem Vorfahren vertraut ist, wiederfinden. Sehen Sie sich um und nehmen Sie wahr, dass Ihr Vorfahre herauskommt, um Sie zu begrüßen. Bedanken Sie sich bei ihm für sein heutiges Erscheinen und fragen Sie ihn, ob er Ihnen einen Rat geben möchte, der Ihnen in Ihrem jetzigen Leben weiterhelfen könnte.

Nehmen Sie sich die Zeit, ihn alles sagen zu lassen, was er Ihnen mitzuteilen hat. Fragen Sie ihn alles, was Sie wissen müssen, um seinen Rat klar zu verstehen.

(Pause.)

Sehr gut! Wenn Sie fertig sind, dann danken Sie ihm dafür, dass Sie ihn besuchen durften. Wenden Sie sich um und gehen Sie wieder durch die Tür, durch die Sie gekommen sind. Sicher und geborgen, immer noch in das liebevolle Licht eingehüllt kehren Sie zurück, wenn ich von drei rückwärts gezählt habe. Drei – Sie verarbeiten seinen Rat heute Nacht in Ihren Träumen, zwei – morgen früh ist Ihnen bewusst, dass Sie völlig die Informationen integriert haben, und eins – geerdet und im inneren Gleichgewicht kehren Sie zurück!

***

Sind Sie der gewünschten Person begegnet oder ist eine andere aufgetaucht? Was ist geschehen? Möglicherweise sollten Sie das Gespräch und Details der Umgebung in Ihrem Tagebuch aufschreiben. Können Sie mit dem Ratschlag etwas anfangen? Hat es sich gelohnt, Ihrem Vorfahren zuzuhören? Wenn nicht, warum hat er ihn Ihnen wohl gegeben? Er könnte eine tiefere Bedeutung haben, die einen anderen Bereich Ihrer Ahnenlinie betrifft, der geheilt werden muss. Wenn der Rat hilfreich war, inwiefern? Wie können Sie die Informationen nutzen, um in Ihrem eigenen Leben sinnvoll weiterzukommen?

Wie bei jeder intuitiven Erkenntnis gilt: Wenn etwas Positives dabei herauskommt, hat sich die Mühe gelohnt. Selbst wenn der Rat nicht hilfreich erschien, kann er nützlich sein, um Ihre Wahrnehmung zu schärfen und Sie in Zukunft zu führen.

Die Reise ans Ende der Ahnenreihe

Eine weitere interessante Überlegung hinsichtlich der Heilung über Generationen hinweg ist, an diejenigen zu denken, die am Ende der Familienlinie stehen, d. h., auf die keine Nachkommen mehr folgen werden.

Dazu gehöre auch ich. Seit meiner Endometriose im vierten Stadium, die ich mit dreißig bekam, kann ich keine Kinder haben. Daher bin ich die Letzte in meiner Familie. Auch wenn ich persönlich in diesem Leben sowieso keine Kinder wollte, ist es eine interessante Vorstellung, zu wissen, dass man selbst das letzte Glied der Familie ist.

Welche Verantwortung trägt der Letzte in der Linie in Hinsicht auf die energetische Unterstützung seiner Familie bei der Heilung von früherem Karma? Was ist, wenn ich all meinen Vorfahren helfen kann, frühere Untaten zu heilen, die in alle Ewigkeiten hineinfließen und sich auf jeden auswirken, der meinen jetzigen Verwandten im Alltag über den Weg läuft? Das frage ich mich manchmal. Auf Kinder zu verzichten kann eine bewusste Entscheidung sein, doch für viele Menschen wird diese Einschränkung zu einem Riesenproblem, das sie unglücklich macht und quält. Selbst ich hatte früher eine ganze Weile damit zu kämpfen. Schließlich kam ich an den Punkt, an dem ich entschied zu akzeptieren, dass alles aus einem bestimmten Grund geschieht, und nun habe ich meinen Frieden damit geschlossen.

Wenn Sie aus irgendeinem Grund in der gleichen Situation sind, ist die folgende Reise genau richtig für Sie. Vielleicht wollten Sie wie ich keine Kinder, möglicherweise hatten Sie auch wie ich eine Krankheit, die Sie daran hinderte, Kinder zu bekommen. Wie auch immer – ich hoffe, diese Reise verhilft Ihnen zu mehr innerem Frieden und Akzeptanz Ihrer Lebensumstände.

ÜBUNG

Setzen Sie sich an Ihren sicheren Platz und schließen Sie die Augen. Atmen Sie bewusst. Lassen Sie heilendes Licht von oben durch den Kopf ins Rückgrat, die Arme und Hände, Beine und Füße strömen. Lassen Sie zu, dass das Licht Sie in einem Umfang von ungefähr einem Meter einhüllt. Machen Sie sich bewusst, dass Sie in diesem heilenden Licht sicher, geborgen und völlig sorgenfrei sind und dass nur das, was Ihrem höchsten Wohl dient, die Lichthülle durchdringen kann.

Nehmen Sie die Tür vor sich wahr. Gehen Sie jetzt durch diese Tür in Ihren wundervollen Raum, an Ihren glücklichen Ort, an dem Sie sich vollkommen friedlich und gelassen fühlen. Sehr gut.

Stellen Sie sich nun vor, dass Sie Ihrem Engel oder Geistführer begegnen können, der alles über Ihre Seele und Ihre Seelenreise weiß. Fühlen Sie wie immer die unglaubliche Liebe und Hochachtung, die Ihr Engel Ihnen entgegenbringt.

Gehen Sie nun von diesem heiligen und sicheren Raum aus zu Ihrem Engel und sprechen Sie mit ihm über Ihre Lage und die Tatsache, dass Sie keine Nachkömmlinge haben. Nehmen Sie sich die Zeit, Ihre Gedanken und Gefühle über Ihr Leben zu schildern.

(Pause.)

Wenn Sie so weit sind, dann bitten Sie Ihren Geistführer, Ihnen zu erklären, wie Ihr Leben in den höheren Sinn Ihrer Seele und Ihrer jetzigen Lebensreise hineinpasst. Nehmen Sie sich wieder die Zeit, Ihrem Engel aufmerksam zuzuhören und alles zu verstehen, was er Ihnen sagen will.

(Pause.)

Was ist der Sinn Ihrer Seele und wie fügt sich die Tatsache, dass Sie am Ende Ihrer Ahnenreihe stehen, in das ein, was Sie hier als Seele lernen sollen? Stellen Sie sich vor, dass die Antwort nun auf der Hand liegt. Gut gemacht! Was hat Ihre Situation mit den Seelenvereinbarungen zu tun, die Sie mit der Familie Ihres jetzigen Lebens getroffen haben? Wie können Sie Ihrer Familie und sich selbst für alle Zeiten damit helfen?

Stellen Sie sich nun vor, wie Sie den Engel oder Geistführer an die Hand nehmen und Sie beide anfangen zu schweben. Sie schweben hinauf an die Decke, aus dem Raum hinaus, immer höher und höher und höher. Sie befinden sich so hoch oben am Himmel, dass Sie über einen wunderschönen Sonnenstrahl hinwegschweben, der für alle Zeiten steht. Seien Sie sich bewusst, dass Sie alle Ereignisse, die Ihren Vorfahren je widerfahren sind, sehen und erleben, während Sie in die Vergangenheit blicken. Fühlen Sie die Energie der Vergangenheit, während Sie alles in sich tragen – als Letzte(r) einer starken Ahnenreihe. Seien Sie stolz darauf, Teil Ihrer Familienlinie zu sein.

Im nächsten Augenblick werden Sie und Ihr Engel wieder über die Vergangenheit schweben; Sie werden alle früheren Ereignisse, die alle Mitglieder Ihres Stammbaums erlebt haben, erneut aufsuchen. Sie werden allen, die vor Ihnen gelebt haben, ein helles heilendes Licht senden, um jeden, mit dem Sie verwandt sind, im Sinne der Heilung und Veränderung zu erleuchten. Sind Sie bereit? Schweben Sie jetzt zurück, immer weiter und weiter zurück. Stellen Sie sich vor, Sie könnten bis zum Anfang Ihrer Ahnenreihe schweben, egal wie weit in der fernen Vergangenheit das zurückliegt. Wenn ich bis drei gezählt habe, kommen Sie dort an. Eins – Sie schweben zurück, zwei – immer weiter und weiter, drei – Sie sind da! Kommen Sie jetzt am Anfang der Zeit an.

Achten Sie darauf, wie Ihre Ahnenreihe ihren Anfang nahm. Wer begann sie? Warum hat Ihre Seele sich ausgerechnet diese Familie ausgesucht? Was lernen Sie und warum haben Sie beschlossen, das Ende der Ahnenreihe zu werden? Lassen Sie das tiefe Gefühl der Stärke und Kraft zu, das Sie empfinden, weil Sie eine so wichtige Rolle in Ihrer Ahnenreihe einnehmen.

Nehmen Sie nun Ihren Engel oder Geistführer an die Hand. Schweben Sie wieder zum heutigen Tag zurück, jedoch nur so schnell, dass Sie die ganze Energie und alles, was Ihre Seele als Teil Ihrer Familie lernt, vollständig fühlen können. Sind Sie bereit? Schweben Sie nun rasch in der Zeit vorwärts und senden Sie allen heilendes Licht.

Möglicherweise nehmen Sie Äste Ihres Stammbaums wahr, auf denen andere Verwandte Kinder hatten. Schicken Sie allen, die Ihr Familienband teilen, Licht. Gut gemacht! Wenn ich von drei rückwärts gezählt habe, kommen Sie wieder im heutigen Tag an. Bereit dazu? Drei – Sie schweben vorwärts in die Gegenwart und senden allen Heilung, zwei – Sie beleuchten die Vergangenheit und alle, die das Erbe Ihrer Vorfahren teilen, und eins – Sie schweben wieder über den heutigen Tag.

Beachten Sie nun, dass Sie in die Zukunft Ihrer Familie sehen können. Möglicherweise können Sie andere Verwandte erkennen, die Kinder hatten, und spüren, wie die Heilung ihnen in Zukunft helfen wird. Beachten Sie auch, dass die Heilung allen Familienmitgliedern hilft, ihren Alltag aufzuhellen. So wirken auch sie sich positiver auf ihre Umwelt aus. Super gemacht!

Nehmen Sie jetzt Ihren Geistführer an die Hand und schweben Sie wieder hinab durch die Wolken, immer weiter und weiter hinunter. Wieder landen Sie in dem Raum, in dem Sie gestartet sind. Immer noch in heilendes Licht gehüllt, wissen Sie, dass Sie immer sicher und geborgen sein werden.

Nehmen Sie sich einen Moment Zeit, Ihrem Geistführer noch mehr Fragen über die Rolle in Ihrer Familie zu stellen, zu der Sie sich bereiterklärt haben. Danken Sie Ihrem Engel, wenn Sie damit fertig sind, und sehen Sie ihn im Geiste wegschweben. Machen Sie sich bewusst, dass Sie jederzeit hierher zurückkommen können, um noch mehr Informationen zu erhalten.

Gehen Sie, wenn Sie so weit sind, wieder durch die Tür zu der Stelle, von der aus Sie gestartet sind. In dem Moment, in dem ich von fünf rückwärts gezählt habe, werden Sie wieder in den Wachzustand zurückkehren und sich stärker und besser als je zuvor fühlen. Fünf – geerdet und im inneren Gleichgewicht, vier – Sie fühlen sich stärker als je zuvor und verstehen nun die höhere Rolle, die Sie in Ihrer Familie spielen, drei – Sie sind beim Fahren und bei allem anderen, was Sie tun, immer sicher, zwei – Sie verarbeiten heute Nacht die

Informationen im Schlaf, so dass Sie morgen die neuen Erkenntnisse vollständig absorbiert haben, und eins – Sie sind wieder da!

***

Wie war die Reise? Hoffentlich haben Sie zusätzliche Erkenntnisse gewinnen können, um zu verstehen, wie wichtig Sie für die Menschen sind, die Sie als Ihre jetzige Familie ausgewählt haben. Ich habe das Gefühl, dass Ihre Familie dankbar für Ihre Bereitschaft ist, das Ende der Ahnenreihe zu bilden, um kollektives Karma zu beenden und für alle im Familienstammbaum enorme Heilung zu erreichen. Toll gemacht!

Ein Besuch bei zukünftigen Generationen ihrer Familie

Haben Sie sich schon einmal gefragt, wie Ihre Familie in den kommenden Jahren aussehen wird? Unabhängig davon, ob Sie Ihre Gene direkt weitergeben konnten oder nicht, haben Sie sicher Cousinen und Geschwister, die die Blutlinie fortsetzen werden, und sind immer noch wesentlich mit den zukünftigen Generationen verbunden. Wenn Sie die Vergangenheit heilen – vor allem auf der Ebene, an der Sie in diesem Buch gearbeitet haben –, heilen Sie dadurch theoretisch alle Zeiten: Vergangenheit, Gegenwart und Zukunft. Wenn Sie heilendes Licht in die Vergangenheit senden, dann entsteht ein Welleneffekt, der sich auch positiv auf Ihre zukünftigen Verwandten auswirkt.

Bei der nächsten Erfahrung bekommen Sie die Gelegenheit, einen Abstecher über Ihr jetziges Leben hinaus in die Zukunft zu machen, in der Sie die Auswirkungen Ihrer Arbeit auf zukünftige Generationen Ihrer Familie sehen können. Das ist hochinteressant und kann Ihnen ein Gefühl dafür geben, wie wichtig es für uns alle ist, zu heilen und alte Verletzungen zum Nutzen der gesamten Menschheit loszulassen.

ÜBUNG

Setzen Sie sich an Ihren bequemen Platz. Schließen Sie die Augen und atmen Sie Frieden und Heilung ein. Sehr gut. Nehmen Sie das liebevolle Licht wahr, das durch Ihren Körper fließt, und lassen Sie das Licht ein Schutzschild bilden, das Sie überall umgibt. Schweben Sie im Wissen, dass Sie sicher und geborgen sind und dass alles gut ist, in dem Licht.

Nehmen Sie die Tür vor sich wahr und öffnen Sie sie jetzt. Betreten Sie einen friedlichen Raum. Sobald Sie ihn betreten haben, öffnet sich eine Tür auf der anderen Seite des Raums und einer Ihrer Elternteile steht da. Stellen Sie sich entweder Ihre Mutter oder Ihren Vater vor. Achten Sie darauf, wer von beiden es ist – wer Ihnen spontan in den Sinn kommt. Sehr gut. Stellen Sie sich vor, dass Ihr Vater oder Ihre Mutter Sie bittet, auf einen Besuch bei den zukünftigen Generationen seiner oder ihrer Seite der Familie mitzukommen.

Nehmen Sie Ihren Elternteil an die Hand und schweben Sie auf die Tür zu, durch die er gekommen ist. Gehen Sie nun gemeinsam durch die Tür. Sie schweben über einem Lichtstrahl in den Wolken. Nun schweben Sie über den heutigen Tag. In dem Moment, in dem ich bis drei gezählt habe, reisen Sie und der von Ihnen ausgesuchte Elternteil über Ihr jetziges Leben hinweg zu einem unbestimmten Zeitpunkt in der Zukunft, an dem Sie ein paar Ihrer zukünftigen Familienmitglieder kennenlernen werden. Sind Sie bereit? Eins, zwei, drei – Sie schweben zeitlich vorwärts, immer weiter in die Zukunft, über Ihr Leben hinaus zu einem zukünftigen Ereignis. Bei drei sind Sie am wichtigsten Ereignis angekommen, das Sie zu diesem Zeitpunkt aufsuchen müssen. Eins, zwei, drei – Sie sind da. Schweben Sie aus den Wolken hinunter auf das Ereignis und kommen Sie jetzt dort an. Achten Sie auf das, was geschieht.

Welches Jahr haben wir? Was kommt Ihnen spontan in den Sinn? Wo sind Sie? Wer sind die Menschen, die Sie sehen? Sind Sie ihr Vorfahre? Sehr gut. Stellen Sie sich nun vor, Sie könnten mit jedem Anwesenden reden und ihn bitten, alles Wichtige zu erklären, was Sie wissen müssen.

Hören Sie ihnen zu und fragen Sie sie dann, ob Sie sich um irgendetwas kümmern müssen, um ihnen zu einem besseren Leben zu verhelfen. Stellen Sie weitere Fragen und lassen Sie sie die Antworten erhalten, die sie brauchen. Lassen Sie Ihren Elternteil Informationen einwerfen, falls nötig. Lassen Sie sich Zeit.

Bedanken Sie sich, wenn Sie fertig sind, bei Ihren Nachkommen dafür, dass sie mit Ihnen gesprochen haben, und stellen Sie sich vor, wie Sie einander Segen und Licht schicken. Verabschieden Sie sich, nehmen Sie Ihren Vater oder Ihre Mutter an die Hand und schweben Sie gemeinsam hinauf in die Wolken. Schweben Sie rasch in der Zeit zurück, bis Sie die Tür sehen, durch die Sie hineingekommen sind. Schweben Sie über den heutigen Tag, gehen Sie durch die Tür und kommen Sie wieder in dem Raum an, in dem Sie und Ihr Elternteil sich getroffen haben.

Danken Sie Ihrem Elternteil für seine Hilfe auf der Reise. Verabschieden Sie sich dann von ihm und sehen Sie ihm zu, während er wegschwebt. Drehen Sie sich dann um und gehen Sie wieder durch die Tür zu dem Platz, von dem aus Sie losgegangen sind. In dem Augenblick, in dem ich von drei rückwärts gezählt habe, werden Sie wach, erfrischt und sich besser als zuvor fühlend zurück sein. Drei – geerdet und im inneren Gleichgewicht, zwei – Sie verarbeiten die gewonnenen Erkenntnisse und die Verbindung zu Ihrer zukünftigen Familie heute Nacht in Ihren Träumen, so dass Sie morgen früh Energie aus dem neuen Wissen schöpfen, und eins – Sie sind wieder da!

***

Wie hat es sich angefühlt, zukünftige Verwandte kennenzulernen? Welche Informationen haben Sie von ihnen erhalten? Konnten Sie erkennen, wie Ihre Heilarbeit der Vorfahren ihnen in Zukunft helfen wird? Wie können Sie ihnen zum jetzigen Zeitpunkt helfen? Machen Sie sich Notizen und vergessen Sie nicht, dass Sie – falls Sie beispielsweise diesmal die Familie Ihrer Mutter besucht haben – jederzeit zurückkehren und die Übung mit der Familienseite Ihres Vaters wiederholen können.

Die Aufhellung der Vergangenheit

Bei einer weiteren Übung, die zu der Arbeit mit diesem Buch passt, wird ganz einfach Licht an die Vergangenheit der Ahnen Ihrer Mutter und Ihres Vaters gesendet, ohne in irgendwelche bestimmten Ereignisse einzutauchen. Vielleicht fragen Sie sich jetzt, wie so was helfen kann. Glauben Sie mir: Das tut es! Ich mache diesen Prozess seit Jahren regelmäßig durch und habe festgestellt, dass meine eigenen Verwandten hinterher ruhiger und entspannter wirken. Das höhere Selbst jedes Mitglieds in der Ahnenreine profitiert von Ihrer spirituellen Arbeit. Diese Übung ist kinderleicht und dauert nicht lange. Sind Sie bereit?

ÜBUNG

Gehen Sie an Ihren besonderen Platz der inneren Reisen und schließen Sie die Augen. Lassen Sie das heilende Licht von Kopf bis Fuß durch den Körper fließen, von Ihrem Herzen ausstrahlen. Beachten Sie, dass das Licht Sie wie ein goldener Schutzschild aus heilendem Licht umgibt. Vergegenwärtigen Sie sich, dass nur das, was Ihrem höchsten Wohl dient, dieses liebevolle Licht durchdringen kann.

Gehen Sie durch die vertraute Tür, durch die Sie schon so oft gegangen sind. Stehen Sie in Ihrem Raum. Spüren Sie ganz bewusst, wie friedlich, glücklich und geborgen Sie sind. Wie Sie vielleicht merken, ist Ihr Engel dazugekommen. Begrüßen Sie ihn und beachten Sie die Tür, durch die Sie bisher gegangen sind, wenn Sie Heilungen für Ihre Eltern vorgenommen haben. Stellen Sie sich nun vor, die Tür zu sehen. Gehen oder schweben Sie zur Tür im Wissen, dass hinter dieser Tür eine Energie steckt, die für jede Seele der Familie Ihres Vaters zu allen Zeiten steht. Öffnen Sie nun die Tür und stellen Sie sich vor, dass Sie und Ihr Engel rasch ganz weit zurück zum Anfang der Ahnenreihe Ihres Vaters schweben können – in eine Zeit, bevor auch nur das erste Familienmitglied seiner Ahnenreihe auf der Erde gelebt hat. Bei drei werden Sie am Anfang der Zeit ankommen. Eins – Sie schweben hinaus, immer weiter und weiter hinaus, zwei – immer weiter und weiter, drei – Sie sind da! Kommen Sie jetzt an und spüren Sie die liebevolle Umarmung des leeren Raums – des Alls. Sehr gut. Schweben Sie nun von diesem frühesten Zeitpunkt zurück zum heutigen Tag und schicken Sie allen Menschen und Ereignissen vom Anfang aller Zeit bis heute ein helles heilendes und transformatives Licht. Schweben Sie rasch dahin, und wenn ich von drei rückwärts gezählt habe, kehren Sie zum heutigen Tag zurück. Drei – Sie schweben vorwärts in der Zeit, zwei – Sie sehen zu, wie alle Ereignisse abheilen und sich neu ordnen, und drei – Sie sind wieder da!

Als Nächstes schweben Sie und Ihr Engel erneut über die Vergangenheit, doch diesmal erleben Sie alle Ereignisse auf der mütterlichen Seite Ihrer Familie zwischen heute und dem Anfang aller Zeit. Schweben Sie nun rasch wieder über die Vergangenheit im Wissen, dass diese Energie alle Zeiten, in denen sämtliche Vorfahren Ihrer Mutter gelebt haben, umfasst. Eins – Sie schweben in die ferne Vergangenheit, zwei – ganz schnell, drei – Sie sind am Anfang der Zeit angelangt. Kommen

Sie jetzt an. Sie befinden sich in der friedlichen, liebevollen Leere dessen, was alles ist. Fühlen Sie die erstaunliche Energie des Nichts und fangen Sie nun mit Hilfe Ihres Engels an, wieder zum heutigen Tag zurückzureisen, während Sie allen Ereignissen zwischen damals und heute ein heilendes, liebevolles Licht senden. Sind Sie bereit? Sie bewegen sich zeitlich vorwärts. Dabei verändern und transformieren Sie jede einzelne Seele in Ihrer Ahnenreihe, die vor Ihnen gelebt hat, durch Liebe und Heilung. Wenn ich von drei rückwärts gezählt habe, stehen Sie wieder vor der Tür, durch die Sie gekommen sind. Drei – Sie schweben rasch durch die Zeit, zwei – Sie schweben auf den heutigen Tag zu, eins – Sie stehen wieder vor der Tür. Sehr gut.

Schweben Sie nun durch die Tür und kehren Sie in Ihren besonderen Raum zurück. Danken Sie Ihrem Engel für seine heutige Unterstützung. Machen Sie sich bewusst, dass Sie diesen Prozess jederzeit kinderleicht wiederholen können, um alle in Ihrer Familie zu allen Zeiten weiter zu unterstützen. Spüren Sie das unglaublich starke Gefühl bedingungsloser Liebe, die Ihr Engel Ihnen entgegenbringt, während er wegschwebt.

Schweben Sie wieder durch die Tür, durch die Sie gekommen sind, und lassen Sie sich von dem liebevollen Licht und den friedlichen Schwingungen dieser besonderen Reise einhüllen. Wenn ich von drei rückwärts gezählt habe, kehren Sie zurück und fühlen sich besser als je zuvor. Drei – geerdet und im inneren Gleichgewicht, zwei und eins – Sie sind wieder da!

***

Wie hat Ihnen das gefallen? Sobald Sie es sich zur Gewohnheit gemacht haben, sich die Vergangenheit vorzustellen, können Sie den Prozess viel schneller durchführen, als wir es hier tun. Ich brauche oft nur ein paar Sekunden, um den Ahnenreihen Licht zu schicken. Jede Heilung ist nichts weiter als konzentrierte Aufmerksamkeit, und solange diese Aufmerksamkeit so scharf wie ein Laserstrahl ist, dauert es nur wenige Momente, um etwas zu bewirken. Ich rate Ihnen, den Prozess eine Woche lang täglich zu üben. Nehmen Sie sich jedes Mal nur ein bis zwei Minuten Zeit dafür – und sehen Sie, was dabei herauskommt. Vergessen Sie nicht: Es mag nichts Dramatisches sein, aber womöglich stellen Sie eine weichere, ruhigere Energie im Umfeld Ihrer Lieben fest. Und was wäre besser als das? Wenn wir anderen helfen, zu heilen, findet sich jeder in einem verbesserten Zustand des Seins wieder.

Bringen Sie Ihrer früheren, heutigen und zukünftigen Familie Licht

Im Sinne der Nachkommen Ihrer Familie haben Sie Tolles geleistet, indem Sie ihr Heilung und Verständnis ermöglicht haben. Ich gratuliere! Am Anfang des Buches erwähne ich kurz das unglaubliche Geschenk, das Sie Ihrer Familie machen können, indem Sie Ihrer Ahnenreihe täglich Licht schicken. Die letzte Übung baut darauf auf, indem Sie einen starken Segen des Lichts und der Liebe an alle aussenden, die mit Ihnen früher verbunden waren, es heute sind und in Zukunft sein werden. Diese Reise ist die Erweiterung der Vergangenheit, die sich bis in zukünftige Generationen Ihrer Familie ausdehnt. Und da Sie schon dabei sind, habe ich noch einen Abschnitt beigefügt, in dem Sie dem ganzen Planeten Segen und Licht schicken können. Wenn jeder Mensch auf dieser Erde sich nur ein paar Minuten am Tag die Zeit nehmen würde, alle und alles um sich herum zu segnen, gäbe es keine Grenzen dessen, was wir erreichen könnten! Lassen Sie uns also im Geist der Gnade, der Freude und des Friedens damit anfangen.

ÜBUNG

Begeben Sie sich an Ihren vertrauten und bequemen Platz, atmen Sie Frieden und Harmonie ein und atmen Sie alle Anspannungen aus. Beim Atmen werden Sie sofort entspannter und schließen die Augen.

Nehmen Sie noch ein paar heilende Atemzüge und lassen Sie zu, wie sich ein herrliches Licht über Ihrem Kopf formt und Ihren Körper umhüllt, während es in jede Zelle Ihres Körpers dringt. Fühlen Sie die heilende Energie des Lichts im Wissen, dass Sie unter göttlicher Führung und Schutz stehen. Sehr schön. Nehmen Sie nun Ihre Tür wahr und gehen Sie durch diese Tür.

Sie befinden sich nun in einem Stadium. Blicken Sie auf die Bühne herab und stellen Sie sich vor, dass sich all Ihre Vorfahren, Ihre jetzigen Familienmitglieder und alle, die zukünftige Generationen Ihrer Familie werden, auf der Bühne versammeln. Beachten Sie, während sich

Ihre Familie versammelt, dass der Platz auf der Bühne unbegrenzt ist, so dass alle willkommen sind und auf die Bühne passen. Ein strahlendes Licht fällt von oben herunter; es heilt und erleuchtet alle und segnet sie in all ihren Handlungen. Nehmen Sie wahr, dass Ihre Verwandten immer heller und strahlender werden, während das Licht auf sie fällt, so hell, dass sich der weiße Lichtstrahl vom Stadium in Ihr Umfeld ergießt. Schicken Sie das Licht um die ganze Welt und stellen Sie sich vor, Sie spüren, wie Ihr Licht die Erde mit all ihren Lebewesen und allem anderen umspannt, alles segnet und jeden heilt. Lassen Sie diese Heilung und Segnung sich fortsetzen, während Sie hier in dieser liebevollen Erfahrung baden.

Fühlen Sie, wie sich all Ihre Körperzellen ausdehnen und entspannen, wie sie heilen und sich verändern und Sie mit allem, was ist, verbinden. Gut gemacht.

Tragen Sie dann das Licht mit sich in die Welt hinaus. Stellen Sie sich vor, wie Ihre Verwandten Ihnen zuwinken und dafür danken, weil Sie heute hier gewesen sind. Drehen Sie sich um, wenn Sie fertig sind, und gehen Sie wieder zur Tür hinaus, durch die Sie eingetreten sind. Sie stehen nun wieder an dem Platz, von dem aus Sie gestartet sind, immer noch vom heilenden Licht umgeben und im Wissen, dass nur das, was Ihrem höchsten Wohl dient, durchdringen kann. Bei eins kehren Sie zurück, doch nur so rasch, dass das Licht Ihre Welt und alles um Sie herum vollkommen verändern kann. Drei – Sie senden allen Wesen heilenden Frieden und Licht, zwei – Sie senden weiterhin Segen im Wissen, dass Sie in allem gesegnet sind, und eins – geerdet und im inneren Gleichgewicht öffnen Sie nun die Augen und sind wieder da!

***

Wie hat sich das angefühlt? Für diese Erfahrung brauchen Sie nur ein paar Minuten, und dennoch können Sie sich gar nicht vorstellen, wie viel Gutes Sie Ihrer Umwelt tun können, indem Sie allen auf diese Weise Licht schicken. Vergessen Sie nicht, dass Sie diese Übung täglich machen können, falls es nötig ist, oder immer dann, wenn Sie Ihre Verbundenheit mit anderen spüren und Ihr Licht in die Welt hinausschicken wollen.

Schlussanmerkung

Ich freue mich sehr darüber, dieses Buch geschrieben zu haben, nachdem ich viele Jahre lang in meiner Privatpraxis genealogische Rückführungen gemacht habe. Ich hoffe, *Das Gen-Gedächtnis neu schreiben. Heilung durch Rückführung* bringt uns die Vorstellung unserer tieferen Verbindungen zu unseren Wurzeln ins Bewusstsein, damit unsere Familienmitglieder reale und dauerhafte Heilung erfahren können. Jede Heilung ist heute mehr denn je für das höhere Wohl bitter nötig. Ich hoffe, die Vorgeschichten meiner Klienten und die Reisen in die Vergangenheit haben Ihnen Erkenntnisse und Mitgefühl vermitteln können und es Ihnen sogar ermöglicht, mit Problemen im eigenen Leben abschließen zu können, um Ihre Lebensreise mit noch mehr Freude fortzusetzen.

Wenn ich im Leben Hilfe bei der Trauerbewältigung und anderen Problemen brauchte, suchte ich überall und stellte immer wieder fest, dass die Rückführung die wirksamste Methode ist. Nachforschungen in frühere Leben helfen uns enorm, die Ursache unangenehmer Ereignisse aufzuspüren. Trotzdem muss manchmal noch mehr getan werden. Unsere anhaltenden Probleme lassen sich zweifellos nicht nur angehen, indem wir an unserer eigenen persönlichen Heilung arbeiten, sondern auch, indem wir uns auf das höhere Wohl der Menschen konzentrieren, die uns nahestehen. Das Spannende daran ist, dass Sie heute bewusst entscheiden können, Ihre Vorfahren zu unterstützen, statt zufällig während einer typischen Rückführung darüber zu stolpern. Ich verspreche Ihnen: Es gibt keine einzige Seele auf dieser Erde, die nicht mindestens einen Vorfahren hatte, der im Leben sehr gelitten hat. Für mich ist der Gedanke, seinen Vorfahren auf dieser Ebene helfen zu können, eine wundervolle Vorstellung.

Um unsere Welt so zu gestalten, wie wir alle sie uns wünschen, müssen wir anderen Freundlichkeit und Mitgefühl entgegenbringen. Wenn wir Fremden gegenüber gütig sind, werden wir gewöhnlich als Menschenfreunde angesehen. Um uns auf unsere eigenen Vorfahren zu konzentrieren, müssen wir uns noch mehr Gedanken machen und entschlossen handeln. Wenn wir uns das Leid unserer Familie ganz bewusst ansehen, während wir uns fragen, ob unsere eigenen alltäglichen Ängste möglicherweise von geerbten Problemen herstammen, finden positive Veränderungen statt. Wir brauchen Mut und Entschlossenheit, um daran zu arbeiten, unseren Verwandten zu helfen. Die Zeit, die wir uns nehmen, um anderen Licht zu schicken, wird auf vielfältige und dauerhafte Weise belohnt.

Es wurde schon oft bestätigt, dass wir alle miteinander verbunden sind. An irgendeinem Punkt in der Vergangenheit entstanden alle Menschen – egal welcher Hautfarbe oder welchen Geschlechts – aus demselben kosmischen Sternenstaub, der alles in dem uns bekannten Universum erschaffen hat. Und dennoch sind wir in so vielerlei Hinsicht voneinander getrennt. Ich hoffe, *Das Gen-Gedächtnis neu schreiben. Heilung durch Rückführung* vermittelt Ihnen ein tieferes Gefühl für die Verbundenheit, nicht nur zu unseren eigenen Vorfahren, sondern zu allen, so dass auch spätere Generationen von unseren heilenden Absichten für unsere noch nicht reale Zukunft profitieren können.

Heilung fängt bei jedem Einzelnen an. Indem Sie die Übungen im Buch durchführen und Ihren Vorfahren und Verwandten das Licht des Mitgefühls senden, werden Sie Teil der Lösung, da Sie die Heilung des kollektiven Bewusstseins und der gesamten Menschheit enorm antreiben. Was wäre, wenn wir durch solche Heilungsprozesse den Verlauf der Geschichte zum Besseren wenden könnten? Natürlich kann ich nicht versprechen, dass das geschieht, aber warum nicht nach den Sternen greifen? Was haben Sie oder ich schon zu verlieren? Unsere Bemühungen sind ihre Zeit wert, denn sie dienen unserem inneren Frieden und Glück und dem höheren Wohl aller.

Die genealogische Rückführung hat das Potenzial, sich nicht nur auf Sie selbst, sondern auf alle Mitglieder Ihrer früheren, heutigen und zukünftigen Familie auszuwirken. Gleichzeitig profitieren auch alle Seelen, die Ihren Verwandten im alltäglichen Leben über den Weg laufen. Durch unsere kollektive Absicht, allen unsere Liebe und guten Wünsche zu schicken, bewirken unsere positiven Entscheidungen einen Welleneffekt durch alle Zeiten und hinterlassen ein dauerhaftes Erbe für zukünftige Generationen. Namaste! *(Ich verneige mich vor Ihnen)*

Literaturverzeichnis

Anthony, Andrew. »So Is It Nature Not Nurture After All?« *Guardian*, 29. September 2018. https://www.theguardian.com/science/2018/sep/29/so-is-it-nature-not-nurture-after-all-genetics-robert-plomin-polygenic-testing.

Bible. James King Version, Lea edition, Cambridge University Press, 2015

Chater, Kathy. *Tracing Your Family History: How to Get Started.* London: Hermes House, 2007.

Christian, Peter / Annal, David. *Census: The Family Historian's Guide*. London: Bloomsbury Publishing, 2008.

Hendrickson, Nancy. *Unofficial Guide to Ancestry.com: How to Find Your Family History on the #1 Genealogy Website*. Cincinnati, OH: Family Tree Books, 2018.

Ikels, Charlotte. *Filial Piety: Practice and Discourse in Contemporary East Asia*. Stanford, CA: Stanford University Press, 2004.

Keyes, Ken Jr. *Der 100. Affe. Das Plädoyer gegen den Atomwahn.* Huebner Felicitas, 1995.

Lipton, Bruce H. *Die Biologie des Glaubens*. 10. Anniversary Ausgabe, 2016

»Lucky Moles on Face.« Your Chinese Astrology. Aufgerufen am 31. August 2019. https://www.yourchineseastrology.com/face-reading/moles/lucky-moles.htm.

Morgan, George G. *How to Do Everything Genealogy*. 4. Ausgabe, New York: McGraw-Hill Education, 2015.

Myss, Caroline. *Why People Don't Heal and How They Can*. New York: Three Rivers Press, 1997.

Plomin, Robert. *Blueprint: How DNA Makes Us Who We Are*. New York: Penguin, 2018.

Rodriguez, Tori. »Descendants of Holocaust Survivors May Have Increased Stress Hormones.« Scientific American, 1. März 2015.

https://www.scientificamerican.com/article/descendants-of-holocaust-survivors-have-altered-stress-hormones/.

Westin, Jeane Eddy. *Finding Your Roots: How to Trace Your Ancestors at Home and Abroad.* New York: Tarcher/Putnam, 1998.

Weitere Quellen

Genealogische Forschung und Ahnenforschung

Wenn Sie nach der tieferen Bedeutung Ihrer Lebensgeschichte suchen, dann gewährt die Ahnenforschung faszinierende Einblicke in die verborgenen Seiten des Selbst. Hier sind einige Websites, auf denen Sie loslegen können.

Ancestry.de
MyHeritage.com
Ancestry.com /dna
Ancestry Academy, ancestry.com/academy/courses/recommended
Archives.com
Find a Grave, findagrave.com
Genealogy.com
Newspapers.com
RootWeb, rootsweb.com

DNS-Quellen

Hier sind ein paar wundervolle Websites für alle, die an Informationen über DNS interessiert sind:
MedilinePlus, medlineplus.gov. Das ist eine staatlich geförderte, werbefreie Website. Eine hervorragende Quelle!

Genetic Home Reference, ghr.nlm.nih.gov
My Family Health Portrait from the CDC, phgkb.cdc.gov/FHH/html/index.html
Kontakt zur Autorin

Wenn Sie der Autorin schreiben möchten oder gerne noch weitere Informationen über dieses Buch hätten, dann wenden Sie sich an die Autorin über c/o Llewellyn Worldwide Ltd. Wir werden Ihre Anfrage weiterleiten. Die Autorin und der Verlag freuen sich, von Ihnen zu hören, ob Ihnen das Buch gefallen hat und wie es Ihnen weitergeholfen hat. Llewellyn Worldwide Ltd. kann zwar nicht garantieren, dass jeder Brief an die Autorin beantwortet wird, aber alle Schreiben werden weitergeleitet. Bitte adressieren Sie Ihren Brief an:

Shelley A. Kaehr Ph. D.
c/o Llewellyn Worldwide
2143 Wooddale Drive
Woodbury, MN 55125-2989

Bitte legen Sie einen frankierten Rückumschlag oder 1,00 US $ für die Portokosten bei. Briefen von außerhalb der USA legen Sie bitte einen internationalen Antwortschein bei.

Viele Autoren des Llewellyn Verlags haben eigene Websites mit zusätzlichen Informationen und Quellen. Weitere Informationen finden Sie auf unserer Website unter http://www.llewelyn.com.

Die Autorin

Seit zwei Jahrzehnten arbeitet Shelley A. Kaehr, Ph. D. (Dallas, Texas) mit Tausenden von Menschen auf der ganzen Welt, um es ihnen zu ermöglichen, mehr Glück und Frieden im Leben zu finden. Dr. Kaehr ist eine weltberühmte Spezialistin für Rückführungen, die ihre Klienten in deren frühere Leben begleitet. Ihre Methode, bei der Energie mit Hypnose kombiniert wird, wird von zahlreichen führenden Fachleuten auf dem Gebiet des Bewusstseins – darunter auch Dr. Raymond Moody, dem Pionier in Nahtoderfahrungen, und Dr. Brian Weiss – anerkannt. Dr. Kaehr wurde schon in vielen Medien vorgestellt, darunter auch in *Coast to Coast AM* und William Shatners *Weird or What?*. 2001 erwarb sie den Doktortitel in den parapsychologischen Wissenschaften am American Institute of Holistic Theology (Amerikanisches Institut der holistischen Theologie).

Näheres über die Autorin finden Sie online:

Website: https://pastlifelady.com

Facebook-Fanseite: Past Life Lady

Instagram: shelleykaehr

YouTube: Past Life Lady

Twitter: @ShelleyKaehr

Weitere Bücher von Shelley A. Kaehr, Ph. D.:

Beyond Reality: Evidence of Parallel Universes
Familiar Places: Reflections on Past Lives Around the World
Lifestream: Journey into Past & Future Lives
Meet Your Karma: The Healing Power of Past Life Memories
Past Lives with Gems & Stones
Past Lives with Pets: Discover Your Timeless Connection to Your Beloved Companions
Reincarnation Recollections: Geographically Induced Past Life Memories
Supretrovie: Externally Induced Past Life Memories

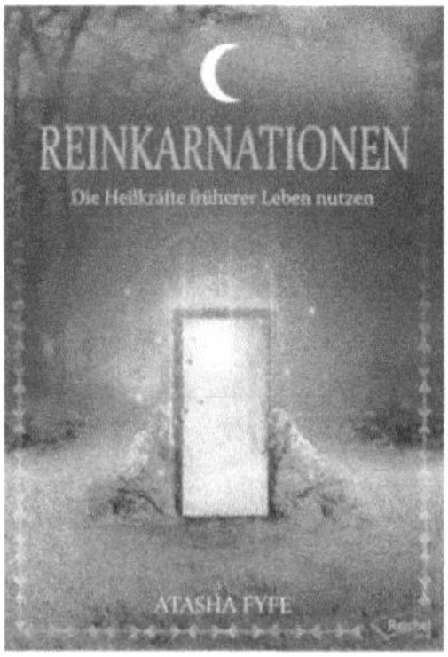

Atasha Fyfe

Reinkarnationen
Die Heilkraft früherer Leben nutzen

Positive Erinnerungen an frühere Leben können ebenso hilfreich sein wie der Fokus auf traumatische Erlebnisse. Wie stärkend und heilend solche positiven Rückführungen in die verschiedensten Epochen der Vergangenheit sind, zeigen die Protokolle in diesem Buch.

296 S. ISBN 978-3-941435-36-0 €18,50

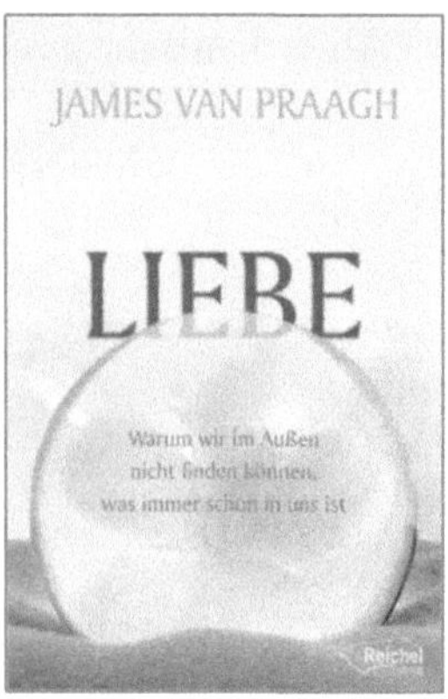

James van Praagh

Liebe
Warum wir im Außen nicht finden können, was immer schon in uns ist

Was tun wir nicht alles, um geliebt zu werden! Nichts lassen wir unversucht. Doch dort, wo die Quelle dieser Liebe ist, suchen wir nicht: in uns selbst.

148 S. ISBN 978-3-946959-02-1 € 14,90

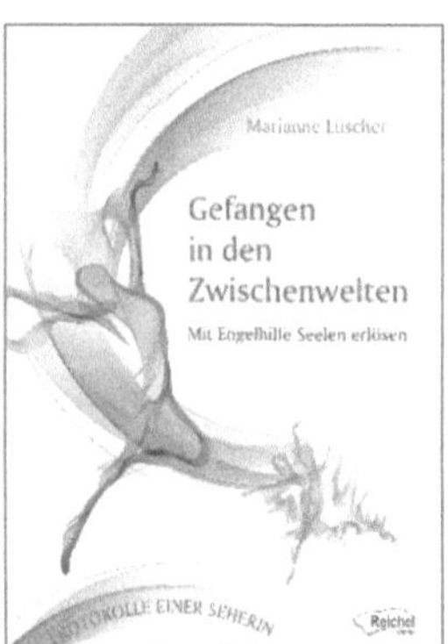

Marianne Lüscher

Gefangen in den Zwischenwelten
Mit Engelhilfe Seelen erlösen
- Protokolle einer Seherin

Berührende Protokolle von Seelen im Jenseits, die teilweise seit langer Zeit in den Zwischenwelten ausharren. Da ist Peter, ein Hugenotte, der seinen Peinigern nicht vergeben kann, oder Rosalie mit ihrem unehelichen ermordeten Kind.

158 S. ISBN 978-3-946959-23-6 € 15,95